비싼 학원비 없이도

자사고
장학생 되는
7 단계
양육
로드맵

자사고 장학생 되는 7단계 양육 로드맵

2019년 4월 3일 초판 1쇄 인쇄
2019년 4월 10일 초판 1쇄 발행

지은이 | 주정자
펴낸이 | 이종춘
펴낸곳 | ㈜첨단

주소 | 서울시 마포구 양화로 127 (서교동) 첨단빌딩 5층
전화 | 02-338-9151
팩스 | 02-338-9155
인터넷 홈페이지 | www.goldenowl.co.kr
출판등록 | 2000년 2월 15일 제 2000-000035호

본부장 | 홍종훈
편집 | 이소현
본문 디자인 | 조서봉
전략마케팅 | 구본철, 차정욱, 나진호, 이동후, 강호묵
제작 | 김유석

ISBN 978-89-6030-522-9 13510

BM 황금부엉이는 ㈜첨단의 단행본 출판 브랜드입니다.

황금부엉이에서 출간하고 싶은 원고가 있으신가요? 생각해보신 책의 제목(가제), 내용에 대한 소
개, 간단한 자기소개, 연락처를 book@goldenowl.co.kr 메일로 보내주세요. 집필하신 원고가 있다
면 원고의 일부 또는 전체를 함께 보내주시면 더욱 좋습니다.
책의 집필이 아닌 기획안을 제안해주셔도 좋습니다. 보내주신 분이 저 자신이라는 마음으로 정성
을 다해 검토하겠습니다.

비싼 학원비 없이도

자사고 장학생되는 7단계 양육 로드맵

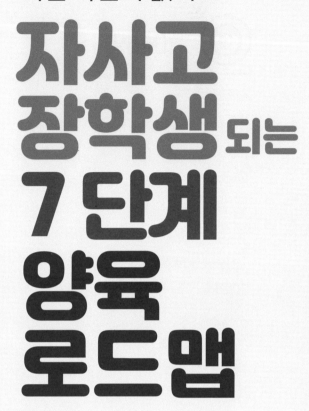

비싼학원
NO

개인과외
NO

영재교육
NO

주정자 지음

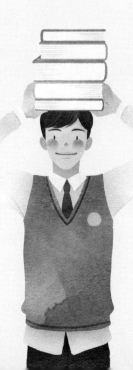

BM 황금부엉이

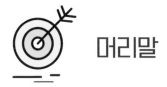

머리말

2년 넘게 활동 중인 삼성전자 사내동호회, '행복한 책읽기(이하 행책)'에서 100일 글쓰기가 시작되었다. 동호회 회원 중에 글쓰기를 원하는 사람끼리 이벤트처럼 진행했고, 두 번째로 열린 행사였다. 시즌 1, 시즌 2로 구별하는데, 시즌 1은 신기하고 얼떨떨한 상태로 100일을 보냈다. 그저 500자 채우기에 급급한 채로 빼먹지 않고 쓰기에 바빴다.

시즌 1에 100일 동안 빠짐없이 글을 쓴 사람은 3명으로 성공률 40%였다. '500자씩 쓰는 게 뭐 어려울까?' 처음엔 우습게 생각했는데, 꽤 어려운 일이었다.

시즌 2는 시즌 1의 경험을 토대로 완성도 있는 글을 써보자는 의견이 나왔다. 새로운 마음으로 다시 시작했다. 마음가짐이 효과가 있었는지 이전보다는 발전된 결과물이 나왔다.

시즌 2에 썼던 100일의 결과물을 다듬어 책으로 엮으면 좋겠다는 생각에, 용기 내어 행동으로 옮기는 중이다.

아이를 키우면서 갈팡질팡 힘들었던 고민과 때로 깨달음을 줬던 생각을 정리했다. 중간에 지루함을 극복할 재미난 에피소드도 곁들였다. 아이는 꾸준히 키와 몸무게를 키워나갔고 생각도 자랐다. 아이가 자라는 동안 엄마도 함께 성장했다.

사실 아이가 어릴 때부터 꾸준히 써왔던 육아일기가 큰 도움이 되었다. 그런 기초자료가 없었으면 이렇게 긴 글은 탄생하지 못했다. 이렇게 정리를 하고 나면 뿌듯하고 후련할 줄 알았는데, 머릿속은 새로운 고민으로 채워진다. 머리는 여전히 산만하고 복잡하다. 독자가 어떤 반응을 보일지 두렵다.

- 사람들이 재미없어하면 어쩌지?

- 내 아이를 객관적으로 볼 수 없을 텐데, 독자의 공감을 끌어낼 수 있을까?

- 아들은 넘어야 할 여러 개의 산 중에 이제 겨우 하나를 넘었을 뿐인데. 앞으로 더 많은 시험무대를 거쳐야 하는데 김칫국 마시는 건 아닐까?

아들은 올해 19살이다. 연도를 나타내는 숫자 중 뒷자리 두 개가 아들의 나이와 같다. 2030년이면 30세, 2057년이면 57세이다. 계산하기 참 쉽다.

아이가 어릴 때는 육아일기를 자주 썼다. 생각지도 못한 귀여운 대답이 많았고, 재미난 일화가 수두룩했다. 몸이 피곤해도 기록으로 남기고 싶었다. 아이가 하는 말 한마디, 행동 하나가 모두 기적이고 매번 감탄을 자아내게 했으니까. 아들이 청소년이 되면서는 쓸 거리가 많이 생기지 않았다. 아들은 아들대로, 우리는 우리대로 바쁘게 사느라 마주보며 대화할 시간이 줄었다. 친구를 좋아하는 나이가 되면서 부모와 시간을 공유하지도 않았다. '100일 글쓰기' 이런 프로젝트에 도전할 줄 알더라면 더 열심히 쓰는 건데 후회가 쓰나미로 몰려온다.

팔은 안으로 굽는다고 좋은 점 위주로 글이 써질 것 같아 우려스럽다. 자식 자랑하는 팔불출이 되기보다는 독자가 글을 읽으면서 행복해질 수 있도록, 작은 정보를 얻어갈 수 있도록 최대한 객관성을 유지하려고 노력했다.

부디 재미있게 봐주셨으면 한다. 작게나마 도움이 된다면 더할 나위 없겠다.

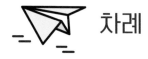

차례

4장 아슬아슬 위기의 순간

5장 성장하는 아들

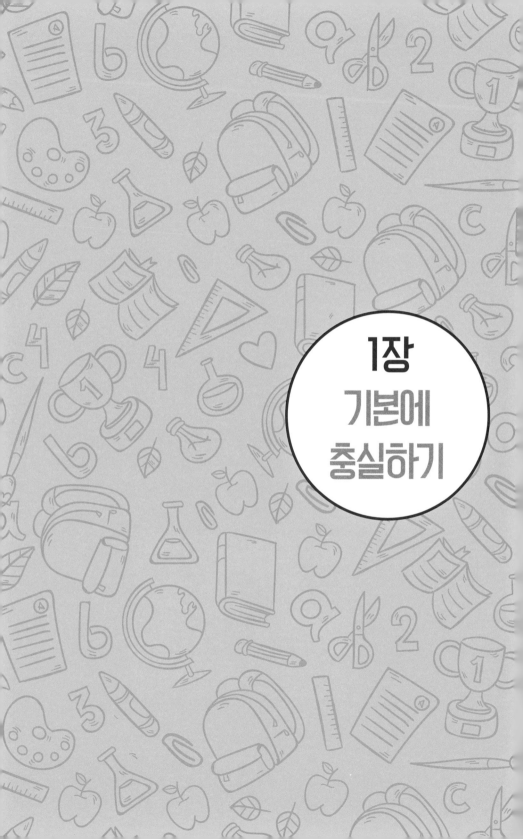

1장
기본에
충실하기

01

연필 가지고 놀기

막 기어 다니기 시작할 무렵, 아들이 스스로 연필을 잡았다. 너무 신기해서 카메라로 증거사진을 찍었다. 절대 설정사진이 아니다. 순간포착을 잘 했다. (나는 회사에 있을 시간이고, 외삼촌이 찍고 외할머니가 증언했다.)

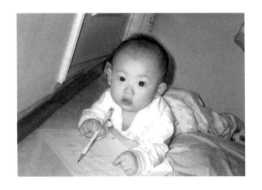

세상에 나와 울고, 웃는 일부터 아이가 하는 모든 표정과 몸짓은 기적이다. 아이가 어떤 행동을 하든 신기하고 사랑스럽다. 거기에 기특한 행동까지 하면 부모는 영락없이 착각한다.

'공부를 잘하려나 봐.'

'천재인가?'

이때부터였을까? 아들은 몸 쓰는 일보다 머리를 쓰는 일이 적성에 맞아 보였다. 엄마, 아빠가 몸 쓰는 일에는 젬병이다. 특히 나는 학교 다닐 때 체육 시간이 스트레스였다. 피구, 배구, 발야구 등 주로 공을 이용하는 운동을 무서워했다. 그나마 달리기, 줄넘기, 배드민턴 정도는 괜찮았지만 그런 종목을 다루는 시간은 많지 않았다. 남편도 크게 다르지 않다. 스포츠 중계를 보는 것도 관심 없고, 직접 몸을 움직이는 운동도 좋아하지 않는다. 청소년기에는 친구들과 농구를 자주했다고는 하는데, 결혼하고서는 통 운동하는 걸 보지 못했다. '콩 심은 데 콩 나고, 팥 심은 데 팥 난다'고 그런 부모를 만났으니 아들의 체육 시간을 상상하는 건 그리 어렵지 않다.

집돌이, 집순이 성향의 부모를 둔 아들은 밖에서 놀기보다 방 안에서 노는 경우가 많았다. 날이 추워서, 날이 더워서, 비가 와서, 피곤해서 등등 집에 있어야 하는 핑계는 많았다. 아이들은 에너지가 많다. 한시도 가만있지 못한다. 부모는 그 에너지를 따라잡지 못하고 쉽게 지친다. 우리도 마찬가지였다. 그래서 주로 '그림 그려주기' 시간이 많았다. 그림에는 큰 소질이 없지만, 잘 그리고 못 그리고는 중요하지 않다. 함께 놀아주는 시간과 행위가 중요하다.

빈 종이에 연필만 가지고 한참을 놀았다. 물고기, 토끼, 거북이, 자동차를 술하게 그려줬다. 그림 그리며 이야기를 함께 곁들여주면 더 좋아했다. 어릴 때 읽었던 가물가물한 동화를 소환해 읊어주거나 즉석에서 이야기를 지어낸다. 아들도 연필을 들고 옹알이를 하며 자기도 그려보겠다고 따라 그린다. 추상화라 불릴만한 패턴 없는 선의 나열이다. 아들의 '낙서'로 그림을 멈추면 부모의 손을 이끌고 빨리 그림을 더 그리라고 재촉한다.

저렇게 기어 다닐 때 아들의 일상은, 동물이 나오는 비디오 보여주고, 책 좀 읽어주고, 몇 시간에 한 번씩 우유 먹이고, 낮잠을 재우고, 그림 그려주고, 장난감과 놀아주고 목욕시키고 하면 하루가 끝이었다. 비슷비슷하게 반복되는 일상이지만 똑같지는 않은 하루가 이어졌다. 아들의 움직임이 점점 커져 양육자의 피로가 서서히 증가하던 시기였다.

아들은 세 살까지 외할머니 손에서 자랐다. 아이가 세 살 무렵 시어머니와 살림을 합쳐 함께 살았고, 세 살 이후부터는 친할머니 손에서 컸다. 운 좋게도 두 할머니의 손에서 사랑을 많이 받으며 자랐다. 두 집안 통틀어 어린아이는 아들 혼자라 모두에게 사랑 받으며 쑥쑥 성장해갔다.

아들이 다섯 살 되던 해에 집에 TV가 고장 났다. 고장 난 TV를 버리고 새로 사들이지는 않아 자연스럽게 거실이 책으로 채워지기 시작했다.

아이는 항상 에너지가 넘치고 호기심이 많다. 세상에 태어난 아이는, 아이가 접하는 모든 게 처음이다. 아이의 마음을 사로잡는 첫 번째 사물이 휴대전화나 텔레비전이 되어서는 안 되겠다. 종이, 책, 연필 같은 자연적인 것들과 친해졌으면 한다. 물고 빨고 낙서하고 찢어도 보고 오감을 자극하는, 입체적으로 갖고 놀 수 있는 아날로그 도구와 친해져야 한다.

아이가 커서 자신이 하고 싶은 걸 마음대로 할 수 있는 나이가 되면 디지털을 멀리하려 해도 부모의 말이 먹히지 않는다. 성장기 어린이와 엄마가 자주 싸우는 레퍼토리가 디지털기기 사용량에 대한 것이다. 아이는 조금 더 하고 싶어 하고, 부모는 조금이라도 덜 하기를 바란다.

아이가 어릴 때는 양육자의 노력에 따라 아이가 접하는 사물을 선택할 수 있다. 비록 짧은 기간이라도 아이들에게 해로운 것들을 통제할 수 있다. 다만 양육자의 관심과 노력이 필요하다. 어릴 때의 좋은 혹은 나쁜 습관이 이 시기에 형성된다. 아이가 어떤 사물을 자주 접했는지에 따라 아이의 성격이 차분한 아이 혹은 산만한 아이로 자리 잡는 것 같다.

어린 자녀가 책을 좋아하는 아이로 성장하길 바란다면 과감하게 TV 없애는 것을 권한다. 멀쩡한 TV를 버리기엔 아까워 뒤통수만 보이게 돌려놓는 집도 보았다. 끝내 없애지 못한다면 사용량을 최소화해야 한다. 사용량을 제한하는 것에는 부단한 노력이 필요하다.

눈을 떼지 못하게 하고 귀를 즐겁게 하는 미디어에 중독되면 책과 친해지기는 어렵다. 소리도 나지 않고 평면의 종이로 된, 움직임 없는 책이 재미있을 리 없다. 호기심 왕성한 아이일 때, 좋은 사물을 접할 수 있도록 집안의 환경을 만들어줘야 한다. 어릴 때 어떤 사물과 많은 시간을 보내느냐에 따라 아이의 미래는 달라질 수 있다.

02

책 읽기의 행복한 효과

아들은 책 읽는 걸 좋아한다. 외동에 맞벌이 부모를 둔 아들은 초등학교에 들어가기 전부터 집에서 혼자 노는 것에 익숙했다. 시어머니가 늘 함께 있었지만 아이의 무한한 에너지를 소화하지는 못했다. 그저 옆에서 지켜보는 일이 많으셨다. 노는 중간중간에 간식을 챙겨주시고, 간간이 짧은 대화가 전부였을 테다. 그 외의 대부분은 혼자 놀았다. 장난감과 블록을 갖고 놀다 지겨워지면 책을 꺼내 읽는다. 어린 나이에는 뭐가 되었든 다 놀이다.

읽히고 싶은 책을 아이의 활동 반경에 비치한다. 재미있는 책을 아이의 손이 닿는 곳에 두기만 하면 한번쯤 관심을 두고 꺼내 읽는다. 책을 좋아하지 않는 아이라면, 아이의 흥미를 끌 만한 책으로 잘 골라야 한다. 한 번, 두 번 꺼내 읽다가 책에서 즐거움을 발견하면 고정된 자세로 한참을 보낸다.

2001년생인 아들은 스마트한 세상에서 자라지 않았다. 초등학교 졸업 때까지 스마트폰을 사주지 않았던 것도 옳은 결정이었다. 아이가 어릴 때 TV가 고장이 났고, 고장 난 텔레비전을 버리면서 새로 구입하지 않았다. 자연스럽게 TV가 없어졌다. 지금도 TV는 없다. 인터넷도 있다가 없다가 해서 많은 시간 아날로그생활을 했다. 지금 생각해보면 타이밍이 좋았다. 아이가 한창 습관 들일 나이에 텔레비전이 고장 난 것 하며, 그 덕분에 미디어에 노출되지 않은 점은 행운이라고 생각한다. 요즘 아이들이 부모와 싸우는 대부분의 이유는 게임과 TV 시청, 인터넷 사용시간 때문이다. 그런 점에서 좋은 환경에 노출되었었구나 싶다.

아들이 한때 깊게 잠수할 정도로 푹 빠졌던 책들을 정리해보려고 한다. 대부분 유치원과 초등학교 때 읽었던 리스트다. 중학교 들어가서는 학교 도서관에서 빌려다 보느라 노출된 목록이 없다. 리스트가 있다고 해도 예상을 벗어나지 않을 테다. 중학교 때 한창 장르소설에 빠져 살았으니까. 일본소설, 추리, 로맨스, SF 등 장르도 다양했다. 어렸을 때는 자기계발서나 지식을 습득하는 책을 많이 읽었는데, 오히려 커서는 장르소설만 찾는 경향이 있었다. 너무 빠지는 게 아닐까 우려될 정도로 쾌락과 재미 위주의 책에 탐독했다. 소설은 책이 잘 넘어가니 짧은 시간에 여러 권을 읽었고, 금방 읽으니 더 많은 소설을 섭렵해 나갔다.

아들은 어려서부터 좋아하는 책은 보고 또 보고 수십 번을 봤다. 나는 좋아하는 책이 생기면 '다음에 또 읽어야지' 하면서 책장에 보관한다. 실제로 두 번 이상 읽은 책은 한 손에 꼽는다. 좋아하는 책은 소장을 하고, 버리지 않고 보관만 잘해두면 언제든 볼 수 있다는 이유로 읽지 않은 새로운 책에 우선순위가 밀렸다.

반면에 아들은 무한반복해서 정주행했다. 마법천자문과, 노빈손 시리즈, 해리포터 시리즈는 페이지가 찢어질 정도로 봤다. 어떤 일화가 몇 권 어디쯤에 나오는지 척척 찾을 정도로 무한한 애정을 쏟았다. 지겹지도 않은지 참 신기했다.

마법 천자문

마흔 권이 넘게 나왔지만, 아직도 완결이 안 되었다. 초등 저학년까지 이 학습만화책으로 한자를 만났다. 한자급수시험을 볼까말까 한참을 고민했는데, 끝내 시험장에 들여보내진 않았다. 어른인 내가 봐도 재밌다. 대마왕과 맞서 싸우는 땅콩소년 손오공, 예쁜 소녀 삼장과의 알콩달콩도 재밌다. 귀여운 캐릭터와 스토리를 즐기다보면 시간가는 줄 모른다. 함께 딸려오는 한자카드로 가족끼리 게임도 할 수 있다.

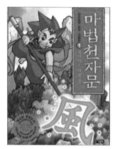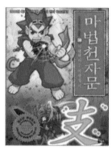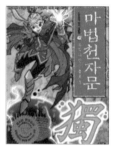

노빈손 시리즈

노빈손 시리즈는 엄청 많다. 한 권, 한 권 사 모은 게 책장 두 칸을 꼬박 차지한다. 허당끼 가득한 머리숱 별로 없는 주인공 이름이 '노빈손'이다. 유머와 넉살을 겸비한 밉지 않은 캐릭터다. 신기하게도 어려운 일을 척척 해낸다. 우연하고 엉뚱한 방법으로 해결하지만 그런 과정이 우스꽝스러우면서 유머러스하다. 실수하는 주인공이 인간적이라 도와주고 싶게 만드는 요소가 있다. 노빈손을 응원하면서 읽게 된다. 여러 시리즈가 많지만 우주와 역사시리즈를 특히 좋아했다.

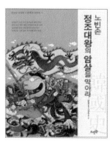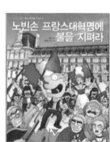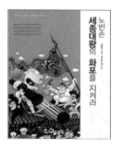

| 해리 포터 시리즈

두 말 하면 입 아프다. 해리 포터 시리즈는 보고 또 보고, 다시 본다. 영화를 보고 다시 책을 읽고, 책이 지루해지면 다시 영화를 보고 무한반복이다. 초등학교 고학년이 되면서 마천(마법천자문)과 노빈손을 졸업하고 판타지에 빠지게 만든 책이기도 하다. 이 책을 시작으로『반지의 제왕』,『황금나침반』등 SF 세계와 사랑에 빠졌다. 회사 동료가 서울에서 수원으로 이사하면서 집에 있던 해리포터 책을 버리고 왔다는 소식을 듣고 얼마나 아쉬웠는지 모른다. 이 책은 드문드문 사줬다. 전체를 소장하고 있진 않다.

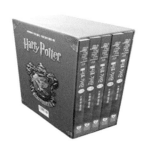 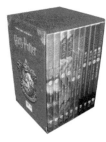

그 밖에 아들이 주로 읽은 책이다. 온라인서점 구매리스트에서 뽑은 자료라 많이 부족하다. 도서관에서 빌려본 책, 선물 받은 책, 물려받은 책도 다양하게 읽었다.

책 제목	읽은 해	반복 여부	출판사	저자
마법천자문	~2008	매우 여러 번	아울북	올댓스토리
노빈손 시리즈	~2010	매우 여러 번	뜨인돌	이우일 외
해리 포터	~2012	매우 여러 번	문학수첩	조앤 K. 롤링
코스모스	2010	1회	사이언스북스	칼 세이건
10가지 과학질문사전	2010	1회	북멘토	과학교사모임
공룡 화석을 발견한 소녀	2010	1회	미래아이	캐서린 브라이턴
놀라운 수의 세계	2010	1회	에코리브르	안나 체라솔리
황금나침반	2010	2~3회	김영사	필립 풀먼
그래도 계속 가라	2010	1회	조화로운삶	조셉 M. 마셜

한눈에 쏙! 생물지도	2010	1회	궁리출판	과학동어
청소년, 시와 대화하다	2010	1회	사계절	김규중
박철범의 하루 공부법	2010	1회	다산에듀	박철범
과학고 공부 벌레들	2011	매우 여러 번	다산에듀	권대일 외
나쁜 어린이 표	2011	1회	웅진주니어	황선미
베르나르 베르베르의 상상력 사전	2011	1회	열린책들	베르나르 베르베르
공부의 신	2011	2~3회	중앙M&B	강성태 외
개미	2012	2~3회	열린책들	베르나르 베르베르
피타고라스가 들려주는 피타고라스의 정리 이야기	2013	1회	자음과모음	백석윤

『과학고 공부 벌레들』, 『공부의 신』 같은 책을 여러 권 읽었다. 공부를 열심히 했던 형, 누나들의 사례를 기록한 책이다. 이런 책을 읽으며 과학고의 존재를 알게 되었다. 여러 번 반복해 읽으면서 특목고의 꿈을 꾸고 있었는지도 모르겠다.

책 읽는 습관은 꾸준히 들여서인지, 지금도 책을 많이 읽는 편이다. 독서록 작성을 위한 고전이나 과학책도 읽지만 직접 선택한 책은 역시나 소설이다. 특히나 시험기간엔 더 잦다. 해야 할 시험공부는 재미없고, 소설 속 주인공은 아들을 유혹한다. 시험공부를 해야 한다는 당위 앞에서 '딱! 이것만 읽고 공부하자'는 유혹은 소설을 한층 더 매력적인 도구로 만든다.

> 아들 엄마, 나 이제 내년이면 고3인데 휴대폰을 없애야겠어.
> 아들 잠들기 전에 읽는 소설을 도-저히 끊을 수가 없어.
> 아들 어플 삭제도 몇 번 해봤는데, 어느 순간 다시 깔려있어.
> 아들 내 의지론 도저히 안 되겠어.

고등학교에서는 선생님들의 통제하에 자습이 이루어지기 때문에 소설책을 읽거나 휴대폰을 마음껏 사용하지는 못한다. 좋아하는 것에는 방법을 찾아내기 마련이다. 하루를 마무리하는 시간, 기숙사 점호를 끝내고 밤 11시 30분부터 전체 소등까지 30분이 주어진다. 그 짧은 시간에 얼른 씻고 침대에 누워 자연스럽게 소설을 읽는 게 습관이 됐다고 한다.

시험기간에도 그 습관을 끊지 못해 늦은 시간 깨어있게 했고, 아침이 되면 후회하고 자책한다. '다시는 그러지 말아야지' 다짐하지만, 또 빠듯한 일정을 소화하고 침대에 누워 한껏 풀어지는 순간이 오면 보상심리가 작동한다. 어김없이 소설을 펼치고 늦게 자고, 아침에 힘들게 일어나고 하며 반복했던 모양이다.

2학년 여름방학, 아들은 집에 다녀가는 길에 정말로 휴대폰을 두고 갔다. 정지시켜달라는 주문과 함께. 결연한 의지를 보이는 게 기특하긴 한데, 아들과의 연락이 문제였다. 생존확인은 노트북에 설치한 카카오톡이 유일하다. 메신저를 보내면 지구 반대편에 있는 것도 아닌데 시차가 있다. 몇 시간 뒤에 답이 오기도 하고, 하루 뒤에 답장이 오기도 한다. 아들은 소설을 강제로 끊게 돼서 홀가분할지 모르겠지만, 불편함과 답답함은 고스란히 우리의 몫이 되었다.

03

반시를 먹으며 드는 생각

2005년 달력이 마지막 한 장 남았다. 일 년의 대부분이 과거가 되어간다. 겨울의 한복판에 들어선 어느 날, 마트에 다녀왔다. 마트에 가니 '반시'가 있다.

'반시? 반시가 뭐지? 그냥 감 아닌가?'

반시가 도대체 뭔지는 모르지만, 아들과 어머니가 감을 좋아한다는 생각에 딴딴하니 잘생기고 큰놈끼리 모여 있는 반시 한 상자를 집어 들었다.

마트에서 사 들고 온 짐들을 정리하고 식탁에 앉아 숨을 고른다. 감을 먹어 보려고 예쁜 녀석으로 골라 한입 베어 물었다. 왈칵! 본능적으로 뱉어버렸다. 입안에서 거부하는 강한 떫은맛이다. 심하게 떫어 양치를 하고 물을 연달아 마셔도 없어지지 않는다. 뻑뻑하게 혀끝과 잇몸을 마비시키는 불편한 느낌, 반시의 첫인상은 꽤 오래, 강렬한 상태로 지속되었다.

반시는 씨가 있는 떫은 감을 말한다. 나무에 매달린 채 말랑말랑 자연숙성이 되면 '홍시', 단단한 상태로 수확해 인위적으로 숙성하면 '연시'라고 불린단다.

반시는 시간이 필요했다. 상자 그대로 한구석에 모셔두었다. 며칠 뒤 상태를 확인하는데 누군가 한입 베어 문 흔적이 있다. 아들이 그랬단다. 고생 좀 했을 텐데 싶어 슬그머니 웃음이 났다.

그 뒤로도 한참을 익도록 내버려 두었다. 어느 날 만져보니 좀 말랑말랑해져 있다. 이젠 때가 되었나 싶어 껍질을 조심스레 벗겨 한입 물었는데, 아직도 완벽한 연시는 아니다. 껍질과 가까운 부분은 여전히 떫은맛이 남아있다. 조금 더 시간이 필요한가 보다.

맛있는 열매를 먹으려면 기다림을 먼저 배워야 한다. 인내의 시간을 견딜 줄 알아야 값진 결과를 얻는다. 열매든 사람이든 일정한 경험을 한 뒤에 얻어지는 것들이 있다. 책에서 얻거나 멘토에게서 얻는 지혜가 있다면 행운이지만, 그렇지 않은 것들이 많다. 내가 경험하지 않는 것들은 믿지 않고, 어른들 말씀은 귀찮은 잔소리로 흘려듣는 경향이 있기 때문이다. 일정부문 수업료를 치러야 얻어지는 것들이 있고, 시행착오를 거쳐야만 알게 되는 것들이 있다.

반시가 홍시가 되기 위해서는 일정한 시간이 필요하다는 것을 경험으로 알게 되었다. '반시'를 다시 만나면 이젠 함부로 베어 먹는 일은 없을 것이다.

반시는 언제쯤이면 맛있는 홍시로 먹을 수 있을까? 일주일? 열흘? 어딘가에 규칙이 있으면 좋을 텐데, 그저 기다려야 한다. 감 농사를 짓는 베테랑 농부라면 답을 알고 있겠지.

삶에서 부딪치는 고난에, 일이 잘 안 풀리는 순간에, 앞날이 막막할 때 누군가 앞으로 이만큼만 기다리면 된다고 알려주면 얼마나 좋을까.

'1년 뒤에 합격 파티를 하고 있을 거예요.'

'17개월만 지나면 취직이 될 겁니다.'

'반년 뒤에 멋진 애인이 생길 겁니다.'

문득 사회생활을 하는 내 모습이 이런 덜 익은 반시가 아닐까 생각이 들었다. 회사생활 햇수로 본다면 푹 익은 홍시여야 하는데, 그 깊음이나 넓이에 대해서는 아직도 떫은맛이 남아있는, 더 익어야 하는 사람이 아닌가 하는 생각이 들었다. 익숙한 업무라 더 이상의 배움을 중단하고 그저 제자리다. 일을 게을리하진 않지만 그렇다고 더 찾아서 하지도 않는다.

엄마 노릇도 여전히 반시의 모습이다. 어설프고 매번 허둥댄다. 잘하고 있는지 스스로를 점검하지만 내가 한 행동이 엄마로서의 정답에 가까운지, 한참 먼 곳에서 엄마시늉만 내고 있는 건지 알 수 없다. 정답지가 존재하지 않으니 다른 사람의 행동을 기웃거리게 된다. 다른 사람은 어떻게 키우는지, 아이에게 어떤 것들을 해주고 있는지 궁금하다. 뭘 더 해줘야 하는지, 이 정도면 중간은 가는지 모를 일이다. 앞이 안 보이는 뿌연 안갯속을 걷는 기분이다.

겉보기에는 영락없는 '감'이지만, 입으로 느껴보기 전까지는 모르는 그 맛. 절대 잊히지 않는 그 맛. 반시를 경험하면서 반시가 뭔지 확실하게 알게 되었다.

04

연간 목표 세우기

2010년 1월, 아들은 초등학교 3학년.

새해가 되면 회사에서는 개인별 목표를 세운다. 연초에 1년 동안 해야 할 일을 적고 부서장의 승인을 받는다. 연말에는 목표 대비 얼마나 달성했는지 실적을 챙기고 그 결과에 따라 평가를 받는다. 몇 해 전부터 회사업무 이외에 개인 인생에도 목표를 세워봤다.

2010년 달성 목표 (나)

1. 책 100권 이상 읽기
2. 영화 30편 이상 보기
3. 일주일에 3회 이상 글쓰기 (최소 A4 1페이지, 일기 포함)
4. 수영 배우기
5. 5회 이상 산에 오르기

생각에만 머무는 게 아니라 종이에 적어 다이어리 제일 첫 장에 끼워놓는다. 자주 들여다볼 수 있게.

다섯 가지 정도로 적당히 시간과 노력이 필요한 항목으로 정한다. 계획을 써놓고 수시로 들여다보며 점검도 한다.

워드로 깔끔하게 프린트를 해서 붙여 놨다. 퇴근해서 내 목표를 보여줬더니 아들도 따라 하겠단다.

2010년 달성 목표 (아들)
1. 책 100권 이상 읽기
2. 시험 올백 1회 이상 받기
3. 등산 20회 이상 가기
4. 여행 한 번 가기
5. 다치지 않기

네 번째, 다섯 번째는 진도가 안 나가길래 몇 개 던졌는데, 그중에 아들이 취사선택했다.

목표는 정량화할 수 있도록 수치화해야 한다. 나중에 실적 점검할 때 달성여부를 체크하기 위해선 숫자로 목표를 수립하는 버릇을 들여야 한다고도 조언해줬다. 회사생활을 오래 하다 보니 자연스럽게 밴 습관이다.

남편이 얼마 전 재테크 책을 읽고 감명 받아 '부자일지'를 작성하고 있다. 종이신문도 구독하기 시작했다. 엊그제는 아빠와 아들이 나란히 부자일지 자료용으로 신문 스크랩을 하다가 기사 하나를 봤단다. 무슨 기사였는지는 못 들었고, 아무튼 그 기사에 IT 관련 내용이 실려 있었나 보다.

별안간 아들이 말한다.

아들 엄마! 나 꿈이 바뀌었어.

나 뭐로 바꿨는데?

아들 IT 분야 엔지니어가 될 거야. 특허도 많이 낼 거야. 특허 새로운 아이디어를 많이 내서 필요한 사람한테 무료로 쓰라고 하기도 할 거야. 나는 다른 특허도 많을 거니까.

그러더니 '아이디어 수첩'을 하나 만들어야겠다면서 적당한 수첩을 고른다. 어제도 퇴근해서 집에 갔더니 첫날 아이디어 두 개, 둘째 날 아이디어 세 개를 수첩에 적어두고 보여준다. 아이디어에 대해 일일이 설명까지 해준다. 크게 획기적인 아이디어는 아니지만 주도적으로 생각하고 행동에 옮기는 게 기특해서 칭찬해줬다. 그때 눈치 없는 아빠의 웃음 섞인 한마디.

남편 그건 이미 나와 있잖아~

남편 옆구리를 사정없이 찔러줬다.

남편 오~ 그건 꽤 괜찮은 생각인데~

나중에는 아빠도 칭찬을 해줘서 기분이 좋아 보였다. 우쭐한 표정이다.

아들과 함께 하는 모든 순간이 좋지만, 책을 읽고 행동으로 옮길 때 더 예쁘고 기쁘다. 좋은 습관이 꾸준하면 더 좋을 테지만 꼭 그렇진 않다. 연간목표도 계획만 세워두고 흐지부지될 게 뻔하다. 어떤 계획이든 열흘을 못 넘기는데, 1년을 어떻게 버틸까. 알지만 속는다. 그냥 내버려둔다.

어른인 나도 한 가지를 꾸준히 실천하지 못한다. 그런 나를 알기 때문에 자기계발서를 읽고 동기를 부여받아 열심히 산다. 효과가 다해 흐지부지되면 다른 책을 읽고 다시 힘을 모아 적극적으로 살곤 한다. '결심 중독'이다. 그런 게 반복되면 과거의 나보다는 좀 더 나은 모습으로 직진해 있지 않을까 하는 기대가 있다.

아들은 성장기다. 스펀지처럼 뭐든 흡수하고 뭐든 그려질 수 있는 하얀 도화지다. 좋은 것만 보여 주고 싶다. 오염된 것, 옳지 않은 것은 천천히 알아가도 된다.

인생을 긴 마라톤으로 생각하면 앞으로 갈 길이 멀다. 인생은 결과가 중요한 게 아니라 과정이 중요하다는 말도 있다. 인생은 수수께끼라고도 한다. 정답이 없는 수수께끼. 수수께끼를 어떻게 해석하고 이해했는지에 따라 저마다의 인생은 달라질 수 있다.

정답이 없는 수수께끼지만 자본주의 사회에 공짜로 누릴 수 있는 건 없다. 수수께끼를 푸는 과정에 일정부분 피나는 노력은 필요하다. 사회에 존재하는 일정 궤도에 자신을 올려놓을 때까지 필요한 최소한의 시간이다. 그 궤도의 높이는 물론 스스로 정한다. 어느 위치에 안착할지는 자신이 결정해야 한다.

05

공부하는 아빠, 엄마와 따라쟁이 아들

좋은 학교에 진학하려는 목표는, 대개 크고 남들이 알아주는 회사에 취직하기 위함이다. 학교를 졸업하고 회사에 취직하면 '시험'에선 해방인 줄 알았다.

회사에도 시험이 있다. 학교와는 다른 시험무대가 기다리고 있다. 회사에서 살아남기 위해 다시 시험을 준비한다.

눈치 있게 일해야 하고 상사의 취향도 잘 파악해야 한다. 꼼꼼하게 백데이터(Backdata)를 기반으로 서면 보고로도 충분한 상사인지, 서류는 부차적이고 직접 대면보고를 원하는 상사인지에 따라 보고방법은 달라져야 한다. 동료와도 눈에 보이지 않는 경쟁에서 이겨야 한다. 고과가 좋아야 승진하고, 승진하면 월급이 오른다. 그래야 회사에서 인정받고 오래 다닐 수 있다.

또 어학 등급을 높이고 사내자격증을 따야 하고, 자기계발을 위해 해마다 스스로 목표를 수립하고 실적도 관리해야 한다. 일을 잘해야 하는 것 외에 다양한 방법으로 자신의 몸값을 높여야 한다.

학교를 졸업하면 끝이 아니라 다시 시작인 셈이다.

나는 20년 넘게 한 회사에서 일하고 있다. 우여곡절이든 수월하게든 각종 시험무대에서 살아남았다는 얘기다. 그동안 좋은 상사들만 만났으니 운도 좋은 편이었다. 자잘한 사건이야 있었지만 큰 충돌 없이 지낼 수 있었다. 나름대로 자기계발도 성실히 했다. TOEIC, OPIc, 6시그마 블랙벨트, 리눅스 마스터 등 떠들썩한 결과물은 아니지만, 꼼지락꼼지락 성의를 보일 만한 성과들이었다.

회사에서는 일하고 자기계발을 위한 공부는 집에 싸 들고 간다. 자연스럽게 공부하는 엄마가 연출된다. 또 책을 좋아한다. 시험의 고비를 넘기면 좋아하는 소설과 에세이를 마음껏 읽는다. 빨리, 많이는 아니지만 손에서 읽을거리를 놓지는 않았다. 엄마의 뒷모습이 항상 뭔가를 하는 것이어서 아이에게 긍정적인 영향을 끼쳤다고 생각한다.

남편은 한때 무협 소설에 빠져있었다. 학창시절엔 잠수 수준으로 빠져있었고, 결혼해서도 완결된 시리즈를 통째로 빌려와 쌓아놓고 읽곤 했다. 요즘엔 스마트폰으로도 소설을 접할 수 있어 편하게, 수시로 읽는다. 아들이 초등학교 고학년쯤부터 남편은 소설을 끊고 국가기술 자격증에 도전했다. 사람이기를 포기하고 몇 년을 고생하더니 자신의 분야에서 '기술사' 자격증을 손에 넣었다. 자격을 얻기까지의 과정은 굉장히 힘들었다. 가까이서 지켜보는 사람도 힘들었는데, 직접 겪어낸 사람은 상상하기도 힘든 지옥의 날들이었을 것이다. 몸이 홀쭉해지고 원형탈모가 올 정도로 정말 독하게 했다. 아빠의 뒷모습도 아이에게는 좋은 본보기가 되었다.

공부하는 부모의 뒷모습을 보며 아이도 처음엔 책을 펼쳤다. 그러다 어제도 오늘도, 그리고 내일도 비슷한 모습에 불감증이 생겼나 보다. 어느 순간부터 부모는 책을 보는데 아들은 게임을 하고 있기도 했다. 하지만, 자기가 해야 할 순간이 오면 자연스럽게 공부하게 되었다. 공부하라고 잔소리하지 않아도 '학생'

이 직업인 아들은 자신의 할 일을 게을리하지 않는다. 벼락치기 습성이 있기는 하지만 의무를 다한다. 말하지 않아도 자연스럽게 몸으로 느끼는 것 같다.

가끔 책 읽으라고 잔소리하는 엄마를 본다. 내가 알기로 그 엄마는 책보다 사람을 더 좋아한다. 수시로 지인들과 삼삼오오 모여 수다를 즐긴다. 정작 본인은 실천하지 않으면서 아이에게는 강요한다. 그런 훈육이 먹힐 리 없다. 자신은 드라마, 예능 다 챙겨보면서 자식에게는 공부하라고 등 떠미는 엄마도 있다. 역시 통하지 않는다. 엄마, 아빠의 뒷모습을 아이는 그대로 흉내 낸다. 아이의 모습을 보면 아이 뒤에 있는 부모가 고스란히 보인다.

아들이 초등학교 저학년 때, 학교 공개수업 행사가 있었다. 공개수업이 끝나고 담임선생님 얼굴을 잠깐 뵙고 몇 마디 나눴었다. 그때 선생님이 그런 얘기를 하셨다.

"제가 이런 얘기 잘 안 하는데, 아이를 보면 그 부모님이 어떤 분인지 알 수 있어요."

처음엔 갸우뚱했다.

'칭찬이야? 욕이야?'

집에 와서도 계속 그 문장이 맴돌았고, 진짜 의미를 알 수 없어 답답했다. 무슨 얘긴지 구체적으로 여쭤볼 걸 내내 후회가 되었다.

'아들이 소심한가?'

'좀 쑥맥 같다는 얘긴가?'

'너무 조용한가?'

'내가 사람을 잘 믿는 편인데 그런 점이 아들에게서도?'

내 스스로 평가하는 고치고 싶은 모습들이 떠오른다. 아무리 생각해도 어떤 뜻으로 하신 얘긴지 모르겠다. 한참 고민해도 제자리고, 혼자 하는 상상은 끝없는 혼란만 불러온다. 아들에 대해 내내 좋은 얘기만 하셨던 것으로 봐서 '칭찬'이었던 것으로 결론 내린다.

아이가 가졌으면 하는 좋은 습관이 있다면 부모 자신을 먼저 점검해야 한다. 나는 그런 습관이 있나? 내겐 습관 들지 않은 어려운 행동을 아이에게 강요하고 있는 건 아닌지 생각해 봐야 한다. 부모가 먼저 솔선수범을 보이면 아이는 자연스럽게 따라온다.

옆으로 걷는 엄마 게가 아기 게의 걸음걸이를 지적하는 유머가 떠오른다.

"아가야, 앞을 보고 똑바로 걸어보렴!"

자신은 똑바로 살지 않으면서 아이에게는 모든 것에 완벽해야 한다는 잣대를 들이대고 있는 건 아닌지 생각해볼 일이다.

2장
우리 가족의 노하우

01

오피스(office) 놀이

2013년 5월, 아들은 초등학교 6학년.

여유롭고 평화로운 휴일이다. 늦장부리고 마음껏 게으름 피울 수 있는 주말이기도 하다. 엄마 휴대폰으로 게임을 하고 싶어 하는 아들에게 오피스(office)에서 흔한 '상사-부하', '갑-을' 흉내를 좀 내봤다.

드라마 주인공처럼, 연극처럼 연기를 해보고 싶었다. 아들은 내켜하지 않았지만 게임은 무척하고 싶고, 엄마의 승인이 없으면 안되는 일이니 울며 겨자 먹기로 최대한 장단을 맞춰준다.

내가 요구한 조건은 게임을 하기 위해 엄마를 설득시켜보라는 거였다. 설득을 위한 도구로 깨끗한 A4지 한 장을 내밀었다. 말로 설득하지 말고 글로 써오라고 주문했다.

조금 고민을 하는 것 같더니 쓱쓱 종이에 뭔가를 적어 내민다.

부하가 올린 기안을 한 번에 통과시키지 않고 반려시키는 센스(?)를 발휘해 조금 애를 태웠다. 사실 반려하려던 계획은 없었다. 너무 성의 없게 적어 와서 다시 써오라고 돌려보냈다.

> **나** 상사한테 보고서 가져가면 보통 두세 번은 수정할 각오를 해야 해. 한 번에 통과하는 일이 잘 없거든.

'회사에 대한 잘못된 편견을 심어 주는 건 아니겠지?' 하는 생각을 짧게 했지만, 사회에 나오면 치사하고 자존심 상할 일이 얼마나 많은데, '보고서 반려'쯤이야 애교에 속할 거라는 생각이 더 우세했다.

업데이트를 해서 가져온 설득용지는 좀 나았다. 세로로 반을 접은 종이 왼쪽과 오른쪽에, 장점과 단점을 나열해서 적어왔다.

장점	단점
1. 난 아직 초등학생이다.	1. 내년엔 중학생이다.
2. 오늘은 주말이다.	2. 나와 약속했다.
3. 너무 열심히 하면 지쳐 정작 중, 고등학교에 가서 공부를 못한다.	3. 내일은 시험이 있다.
4. 현재 심심하다.	4. 시간을 버리게 된다.
5. 할 것을 다했다.	5. 좋지 않다.
6. 재미있다.	

장점을 한 개 더 많게 써왔다. 머리를 좀 쓴 것 같다.

두 차례에 걸쳐 올린 제안서를 최종으로 결재해줬다. 아들의 표정을 보니 짜증이 차 있다. 더 애를 태우면 인내심의 한계가 올 것 같았다.

결과: 조건부 승인 (최대 2시간 허용)

    요즘 아이들은 휴대폰을 기본으로 갖고 있다. 최신 스마트폰이 이미 자신의 소유물인 아이들은 부모의 허락 같은 건 필요 없다. 부모는 저렴한 요금제를 선택해 데이터 사용량으로 제한을 걸지만, 요즘은 와이파이가 빵빵하게 터지는 곳이 도처에 있다. 통제가 잘되지 않는다. 게임을 하려고 마음만 먹으면 방법은 많다. 아이들에게 스마트폰 사주는 시점을 최대한 미루는 게 답이다. 전략적으로 구입시점을 진지하게 고민해볼 필요가 있을 것 같다.

02

더치커피 만들기

2012년 여름, 아들은 초등학교 5학년.

믹스커피만 마시다 연한 블랙커피에 빠졌다. 커피숍에서 '아메리카노'로 주문하는 커피다. 좀 찐한 보리차 같은 맛에 커피의 향과 맛이 가미되어 끝맛이 개운하니 좋았다. 프림과 설탕이 함께 들어있는 믹스는 마실 때는 달달하니 좋지만 뒷맛이 텁텁하고 더부룩한 배는 부담스럽다.

무더운 어느 여름, 산책을 하다 커피숍에 들어가 더위도 식힐 겸 목도 축일 겸 커피를 주문했다. 커피숍에는 똑똑 한 방울씩 밤새 찬물로 내려 카페인은 줄이고, 시원하게 마시는 더치커피 기계가 전시되어 있었다. 더치커피 기계장치를 한참 관찰하더니, 남편이 "직접 만들어볼

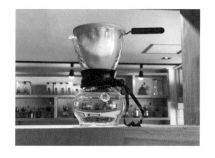

까?" 한다. 심심해하던 아들은 흔쾌히 동의했다.

아빠가 적극적이니 아들도 덩달아 신이 나서 자발적으로 아이디어를 낸다. 집에 딱 들어맞는 도구들이 없어 부엌을 왔다 갔다 하며 적당한 그릇들을 꺼냈다 도로 집어넣었다 한다. 중간 과정들을 찍어봤다.

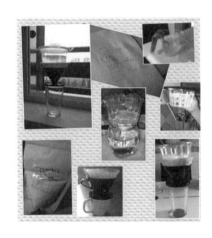

밤새 한 방울씩 천천히 떨어져야 한다. 먼지를 씻어내린 커피를 먹고 싶지는 않으니 위생상태를 점검한다. 적은 양으로 꾸준히 떨어져야 하는 기능 구현에 특별히 집중했다. 한 방울씩 떨어져서 커피를 적시는 중간 필터(플라스틱 그릇)에 구멍을 뚫어봤다. 처음엔 바늘구멍이 너무 작아서 실패했고, 그 다음엔 구멍이 너무 커졌다.

제일 위에서부터 차가운 물을 담고 있는 용기-중간에 물과 커피가 만나는 필터 역할의 플라스틱 드리퍼-마지막으로 한 방울씩 완성되는 커피를 담을 유리컵의 구조로 자리를 잡아갔다. 각각을 쓰러지지 않게 고정시켜야 하는데 쉽지 않았다. 중간 단계를 나무젓가락으로 지지해서 걸쳐놓아봤다. 위생문제도 좀 걸리고 바람이라도 세게 불면 쓰러질 듯 불안해보였다. 일일이 열거하기에 시시한 여러 시행착오가 있었다. 아이디어는 고갈되고 점점 흥미가 떨어지는 남편과 아들, 그쯤에서 마무리를 짓는다.

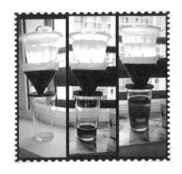 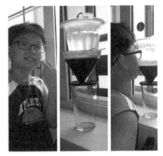

　시행착오 끝에 완성된 실험장치이다. 결론은 그냥 세 개의 장치를 나란히 포개놓은 상태다.

아들　엄마, 이거 구수한 냄새도 나는데?

　최소한 3시간은 있어야 하는데, 30분은커녕 5분 만에 다 떨어진다. OTL 더치커피가 아니라 그냥 핸드드립으로 내린 아이스커피였다.

　그래도 오랜만에 뭔가를 함께 만들었다는 것에 의의를 둔다. 휴일 반나절을 머리 써가며 체험학습처럼, 하나의 작은 프로젝트를 성공시킨 것에 만족한다. 일회성 이벤트지만, 아빠와 함께한 시간이 오래 기억에 남았으면 하고 바랐다.

03

어떻게 생각해? – 질문하는 엄마

누구나 잔소리는 싫어한다. 사람은 또 변화를 싫어한다.

날 위해 하는 잔소리인지는 알겠는데, 말이나 행동의 변화를 원하기 때문에 듣기 싫다. 올바른 방향으로 내 행동을 바꾸도록 지시하는 말이다. 귀찮고 재미없는 일이다. 듣기 싫은 잔소리는 못 들은 척하기도, 대충 흘려듣기도 한다. 심한 잔소리에는 짜증이 몰려온다.

아이도 똑같다. 작은 사람도 잔소리하고 뭔가 변화를 요구하면 귀찮아한다. 매일 똑같은 말을 반복하는 어른도 입 아프다. 아이에겐 잔소리하지 말자, 싫은 소리, 안 된다는 부정적인 언어를 사용하지 말자 진작부터 다짐했었다.

잔소리를 줄이고, 꼭 필요하면 부드럽게 아이의 행동을 유도하려고 했다. 왜 하지 말아야 하는지를 조곤조곤 이해시키고 싶었다. 또 지금 해야 하는 이유를 좋게 설득하려고 했다. 잔소리가 아니고 대화인 것처럼 느끼도록 신경 썼다.

물론 매번 성공하진 못했다. 인내심의 한계를 넘어서서 폭발하기도 했고, 몸이 피곤할 때는 이성이 아니라 본성이 튀어나왔다. 하지만, 그 횟수는 줄이려고 노력했다. 아이가 하나여서 가능했던 것도 있다. 자식이 하나와 둘의 차이는 하늘과 땅만큼이나 크다고 한다.

잔소리를 줄이는 일뿐만 아니라, 결정권도 아이에게 양보하고 넘겨줬다. 아이보다 조금 더 오래 살았다고 어른이 늘 옳은 결정만 하는 건 아니다. 아무리 작은 아이여도 취향이 있고 생각이 있을 테다.

아들은 어떤 생각을 갖고 있을까 궁금하기도 했다. 그런 생각을 엿보고 싶었고, 아이와 대화의 기회를 늘리고 싶기도 했다. 아들이 세 살이었을 때, 네 살이었을 때 그 나이 때에 아이가 할 수 있는 생각의 깊이를 가늠하는 것도 큰 즐거움이었다. 몸집만 크는 게 아니라 생각도 커지고 있음을 느끼는 바로미터로 여겨졌다.

사안이 작든 크든 어떤 선택상황에 놓였을 때 아이에게 결정권을 줬다. 내가 결정을 잘하지 못하는 우유부단한 면이 있어서 아이는 그러지 말았으면 하는 바람도 있었고, 아이의 의사를 존중해주고 싶었다. 어릴 때부터 습관이 들면 독립적이고 자신의 주관이 뚜렷한 소신 있는 아이로 자라지 않을까 하는 기대도 있었다. 아들이 아장아장 걸음마를 시작하고, 말을 알아들을 때부터 그런 결심을 실천하기 시작했다.

나 아들은 어떻게 생각해?

나 주연이는 어떤 거로 할래?

사소한 것부터 매번 물어보기 시작하니 아이는 자기 생각이 생기기 시작했다. 자신이 뭘 좋아하는지, 어떤 게 좋은지 스스로 고민했다. 그런 훈련을 하다 보니 자기 의견이 생기고, 그 의견을 정하기까지 나름대로 논리를 만들기 시작한다. 처음엔 올바른 결정을 하지 못했지만, 훈련은 효과적이었다.

어릴 때부터 훈련된 자기결정권은 아이가 커갈수록 효과가 좋았다. 하나에서 열까지 스스로 결정하는 습관이 있으니 일일이 묻지 않았다. 부모의 의견이 필요할 때도 한결 수월했다. 이미 자신의 의사를 충분히 고민한 뒤 그 결과를 갖고 얘기가 시작되기 때문이다. 아들의 취향존중에 큰 무게를 가진 터라 대부분 그대로 수용하는 편이다.

간혹 엄마, 아빠와 의견이 다를 경우 대화거리를 제공하며 토론 비슷하게 이어지곤 했다. 자신의 의견을 관철하기 위해 상대방을 설득시켜야 한다. 더러 고집을 부리는 경우도 있지만, 그보다는 조리 있게 논리적으로 상대를 설득하려는 시도가 많았다. 그러기 위해선 사전에 준비하고 조사가 필요하다. (토론으로 이어지는 경우는 아들이 주로 비싼 뭔가를 사고 싶어 할 때다.)

고등학생이 된 아이 중에 어떤 걸 결정해야 할 때 "엄마한테 물어볼게요." 하는 친구를 봤다. 엄마가 사소한 것까지 결정해주는 것이 어렸을 때는 괜찮았을지 모른다. 하지만 키가 훌쩍 커서도 계속 의존해야 한다면 문제가 있다. 학부모설명회에서도 그런 친구들이 더러 있으니 개선해야 한다는 교감선생님의 당부사항도 들었다.

"기숙사 방에 아이들이 가끔 춥거나 덥다고 느낄 때가 있어요. 그럼, 방 아이들과 의견을 모아서 사감선생님이나 감독선생님께 전화 한 통 하면 되잖아요. 그걸 왜 서울에 있는 엄마한테 전화를 할까요."
"거꾸로 먼 곳에 있는 어머님이 야심한 밤에 기숙사에 전화를 걸어서, '203호에 에어컨 좀 틀어주세요' 한단 말이죠."

기숙사에서 일어나는 일을 사소한 것도 스스로 결정하지 못하고 먼 거리에 있는 부모찬스를 쓴다는 게 우스운 일 아니겠느냐는 교감선생님의 안타까움은 긴 훈시로 이어졌었다.

예전에 라디오에서 부모와 자식에 대한 충격적인 비유를 들었다. 아이가 운전면허를 취득해서 처음 운전석에 앉았다. 보조석에는 엄마가 앉아있다. 차가 조심스레 출발하지만, 엄마는 아이가 불안하다. 실수할까 봐, 다칠까 봐 남들보다 많이 뒤처질까 봐 못 미더워 자꾸 참견한다. 말로 코치하는 것을 넘어 엄마의 발이 불쑥 운전석 액셀을 밟는다. 또 어느 순간 불쑥 들어와 브레이크를 밟는다. 실수로 아이 발도 함께 밟는다. 엄마의 손이 핸들을 조종한다. 왼쪽으로 오른쪽으로 엄마의 의지대로 차가 쏠린다. 운전석에는 분명 아이가 앉아있지만, 아이는 꼭두각시처럼 있다. 할 수 있는 게 없다. 꼭두각시놀이 하는 아이가 있고, '운전대를 좀 놔두라'고 '날 좀 내버려두라'고 엄마에게 대들고 싸우는 아이가 있다.

풍경을 상상해보자. 얼마나 위험한 상황인가. 운전석에 앉혔으면 아이에게 맡겨야 한다. 거북이처럼 속도가 느려도, 브레이크를 부드럽게 밟지 못해도, 끼어들기에 서툴러도 아이는 자신의 차를 직접 운전할 줄 알아야 한다. 자신만의 운전 스타일을 개발하고 몸에 익혀야 한다. 부모가 부재할 많은 시간, 아이 스스로 평생을 써먹어야 할 테니까 말이다.

보조석에 앉은 양육자가 내 모습은 아닌지 가슴에 손을 얹고 생각해볼 일이다. 아이를 믿고 기다려주는 것도 부모의 역할이라 생각한다. 답답하고 속 터지지만, 아이에게 온전히 맡겨보는 것도 독립적이고 쓸 만한 아이로 키우는 방법이 아닐까 싶다.

04

3종 게임

아들 엄마, 심심하네. 뭐하고 놀까?

나 글쎄, 뭐할까? 7종 세트 할까?

아들 7종 세트는 너무 오래 걸리고, 오늘은 음~ 3종 세트 하자!

나 3종 세트? 어떤 걸로?

아들 장기, 젠가, 야구게임, 어때?

나 그래? 콜!

장기는 첫판은 무승부, 두 번째 판은 아들의 승리다. 이제는 장기가 나와 실력이 비슷비슷해져서 게임시간이 꽤 걸렸다.

엄마~ 시간이 쫌 많이 걸리네. 이제부터 단판으로 하자. 알겠지? 1:0이다.

3판 2승제인데, 뭐야! 맘대로 바꾸고!

두 번째 게임은 젠가다. 나무블록 세 개씩을 지그재그로 탑을 쌓고 한 개씩 조심스럽게 빼서 다시 위로 쌓으며 균형을 유지하는 보드게임이다. 균형이 깨지며 탑을 먼저 쓰러트린 사람이 지는 게임이다. 블록을 뺄 때마다, 위로 새롭게 쌓을 때마다, 시간이 갈수록 쫄깃쫄깃 긴장을 늦출 수 없다.

게임 중반쯤의 모습이다. 개구쟁이 표정을 지으며 아직은 여유가 있다. 나무블록 밑 부분이 많이 부실하다. 정신 바짝 차리고 점점 긴장해야 한다.

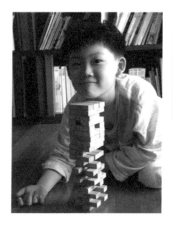
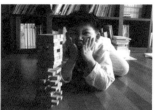

상대가 플레이할 때 나무블록의 흔들림은 큰 즐거움을 선사하지만, 당사자에겐 아찔한 위기의 순간이다. 점점 열기가 더해진다. 번갈아 가면서 서로 한 번씩 하나 빼고 올리고, 하나 빼고 다시 쌓고를 반복한다. 쓰러트리지 않기 위해 조심조심 신중하게 움직인다. 모든 에너지를 손가락에 집중한다. 이게 뭐라고, 은근히 긴장된다.

자기 차례를 무사히 넘기고는 여유로워진 아들, 입이 쉬지 않는다. 상대를 도발하고 정신을 흐트러뜨리기 위한 방해공작이다.

아들 휴~ 나 살았어. 흔들거린다. 엄마 조심해~ 데인절~~ 데인절~

아들 나만 아니면 돼~! (예능프로그램 <1박2일> 유행어)

아들 엄마! 이번엔 쫌 위험한대? 낄낄낄.

나도 질 수 없다. 젠가 아래층엔 한 개 아니면 두 개로 위태롭게 버티고 있고, 쓰러지기 일보 직전이다.

나 흐유~ 살았네. 이번엔 주연이 차례~! 조심하는 게 좋을 걸~ 낄낄.

나 이제 끝~났네, 끝났어~

다시 아들의 차례다.

아들 으악~!

위쪽의 무게를 견디지 못하고 와르르 쓰러진다. 화가 나는지 발로 뻥~ 차는 모습이다.

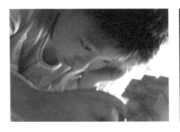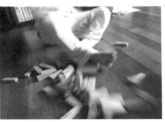

아들 엄마~ 짜증낸 거 아냐. 내가 좀 흥분해서 그래. 짜증내는 거 절대 아냐, 엄마!

조금 지나자 좀 진정이 됐는지 아들이 변명한다.

한판 더 하기로 했다. 아쉬워서 안 되겠단다.

두 번째 판은 아들 승리다. 1:1 상황에서 끝내 우긴다. 1:2로 자기가 이기고 있는 중이란다.

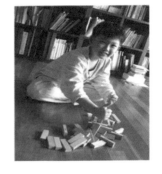

나 뭐야! 단판으로 하기로 했잖아! 안 돼! 안 돼! 1:1이야. 야구게임 남았잖아."

엄마를 이기고 표정 관리가 안 되고 있다.

세 번째 종목은 숫자를 이용한 야구게임이다.

0에서 9까지 숫자 중에 상대편이 생각한 숫자 세 개(혹은 네 개)를 먼저 맞추면 이기는 게임이다. 머리싸움이다. 이 게임은 사용되지 않는 숫자를 찾아 하나씩 제거하며 후보숫자의 범위를 좁혀가는 게 관건이다. 상대가 생각한 숫자를 순서대로 정확하게 알아내야 이길 수 있다.

상대방의 숫자를 맞추기 위해 공격하는 사람은 세 자리의 숫자를 부른다. 스트라이크, 볼, 아웃 등 야구용어로 얼마만큼 정답에 근접해 있는지를 수비는 알려준다. 숫자와 자리위치 모두 틀렸으면 아웃, 숫자만 맞았으면 볼(B), 숫자와 위치가 모두 맞았으면 스트라이크(S)가 된다. 공격과 수비는 서로 번갈아가며 한 번씩 역할을 교대한다.

[게임예시]

상대가 예상한 숫자가 "320"이라 치자. 아래 표에서는 이해를 돕기 위해 숫자에 색을 입혀 놓았다.

횟수	숫자			판정
1	6	1	4	아웃
2	5	7	3	0S 1B
3	8	3	0	1S 1B
4	3	0	2	1S 2B
5	3	2	0	3S 0B

회차별로 설명하면

1. 614: 들어맞는 숫자가 하나도 없으므로 아웃. 이때부터 1, 4, 6이 후보에서 빠지므로 남는 숫자는 0, 2, 3, 5, 7, 8, 9다.
2. 573: 3이 있지만 위치가 다르므로 1볼. 게임상으로는 어떤 숫자가 맞는지 모르기 때문에 가장 난감하다.
3. 830: 0이 있고 위치가 맞으며 3이 있지만 위치가 다르므로 1스트라이크 1볼.
4. 302: 숫자는 전부 맞지만 위치는 3만 맞고 나머지 둘은 다르므로 1스트라이크 2볼.
5. 320: 전부 맞으므로 승리.

(출처: 나무위키)

이런 식으로 숫자를 조합해가면서 정답을 맞출 때까지 공격한다. 아웃인 숫자를 알고 있다면 그 숫자를 활용해서 공격하면 쉽게 공략할 수 있다. 여러 번 하면서 감을 익혀야 한다. 계속 하다보면 자신만의 규칙이나 요령이 생긴다.

첫 번째 무승부! 두 번째도 무승부!

나 엄마, 무승부로 그냥 기분 좋게 끝내자! 한 사람이 지면 속상하잖아!

집순이, 집돌이는 휴일을 이렇게 보낸다. 여름에는 더워서, 겨울에는 추워서, 비가 와서, 집에 있어야 하는 이유는 매번 비슷하다. 걷기 좋은 계절에는 집 앞 공원에 산책 가는 일이 추가된다. 주말엔 시간이 총알같이 흐른다. 평일에 함께 하지 못한 보상으로 주말엔 하루 종일 붙어있는다. 더 없이 소중한 시간이다.

아이가 커서 친구가 좋아지는 나이가 되면, 자신의 시간을 부모와 함께 공유하지 않는다. 부모가 아이랑 놀아주는 건지, 아이가 부모와 놀아주는지 헷갈리기도 하지만 아이와 놀 수 있는 짧은 시간을 최대한 만끽하기를 추천한다.

05

어느 토요일의 미션

2012년 7월, 아들은 초등학교 5학년.

어느 날씨 좋은 토요일 오후, 사당동으로 '도시락 배달'이 있었다. 기술사 자격증을 따기 위해 토요일인데도 밤 10시까지 학원강의를 들으며 밥 먹을 시간도 없이 열공하는 남편을 위한 깜짝 도시락이다.

나 아들아, 엄마가 할 말이 있어.

아들 응? 뭔데 엄마?

나 아빠 학원에서 공부하잖아. 근데, 저녁 먹을 시간이 너무 짧아서 맨날 대충 먹나 봐. 우리 아빠 불쌍하지?

아들 흠~

나 우리 김치볶음밥 같은 거 만들어서 배달 갈까?

그런데 도시락을 준비하기 전에 큰 미션이 하나 더 있다. 배추김치를 담그고 도시락을 준비해서 가려는 계획을 세웠기 때문이다.

아들이 '미션 임파서블(Mission Impossible)'이란다. 그래도 공격적인 도전은 아드레날린 분비를 촉진시켜 없던 힘도 생기게 한다. 목표달성을 위해 의욕적으로 의기투합했다.

계획한 시간이 오후 2시, 빨리빨리 준비해서 최소한 6시 30분에는 출발해야 한다. 저녁 먹을 시간을 10여 분밖에 안 준다고 하는데, 그 시간에 무조건 맞추기 위해 거꾸로 계산한 시간이다. 4시간여 동안 무사히 완료할 수 있을까? 체내에 엔도르핀 분비가 활성화되면서 힘든 줄도 모르고 즐겁기만 하다. 꼭 '성공하고야 말리라'는 의욕이 충만해진다.

어차피 해야 할 일이라면, 하기 싫은 숙제처럼 억지로 하기보다 게임처럼 즐겁게 하고 싶다. '피할 수 없으면 즐겨라'와 비슷한 맥락이다. 김치 담그는 귀찮은 일을 재미있게 하기 위해 도시락 프로젝트에 아들을 참여시킨다. 아들과 함께 하는 건 뭐든 게임처럼 재미있다. 아들과 시답잖은 수다를 떨면서 손으로는 생산적인 일을 한다. 꿩 먹고 알 먹고 일석이조다.

계획	실적
2:00 배추 절이기	2:00 배추 절이기
~4:00 절여진 배추 씻고, 나머지 부가적인 재료들 다듬어서 씻고 썰어놓기	~4:30 재료준비, 썰기까지 완료 (고춧가루가 부족해 집 앞 슈퍼에 다녀옴)
~5:00 도시락 준비 시작	~5:40 김치 담그기 미션 완료
~6:30 모든 준비 마치고 출발	~6:40 도시락 싸고 집에서 출발

계획한 시간에서 10분 지각했다. 다행히 지하철 기다리는 시간이 적었다. 역에 도착하자마자 바로 열차가 들어왔고 하늘이 '우리 편'임을 느꼈다. 오히려 8시 휴식시간 10분 전쯤 다소 여유 있게 도착했다. 기분이 좋았다. 김치를 담근 터라 마음도 매우 홀가분하다. 김치 담근 후유증으로 눕고 싶을 만큼의 허리통증을 제외하고 미션은 성공이다.

예상하지 못한 우리의 등장에 남편은 깜짝 놀라 했다. 쑥스러운 듯도 보이고 미안한 마음이 들었는지 기분이 좋아 보이면서도 어째 표정이 어정쩡하다.

한데, 아무리 둘러봐도 공원이나 걸터앉을 공간이 없다. 부득이하게 김밥집에 들어선다. 양해를 구한 뒤 라면을 주문해서 싸온 도시락과 함께 먹었다.

남편을 다시 학원에 들여보내고 두 시간 남짓 뭘 할까 아들과 고민했다.

주연이 이발을 하기로 하고, 가까운 미용실에 들어갔다. 가슴에 이름표를 단 헤어 디자이너가 아들을 맡았다. 아들의 머리는 아침에 일어나면 잘 뻗치고 기름기가 많은 편이다. 아들의 두상을 이리저리 한참 관찰하더니 진단 결과를 내놓는다. 오랜 경험이 있는 듯 이렇게 저렇게 하라고 제안을 한다.

'오~! 동네 미용실과는 차원이 다른 전문가의 포스가 느껴진다.'

아들도 마음에 쏙 드는 눈치라 '알아서 하시라'고 했다. 가격은 동네보다 몇천 원 더 요구한다. 현금으로 하면 천 원을 깎아준단다.

이발을 했는데도 시간이 남아 나머지 시간을 고민했다. 그러다 아들이 생뚱맞게 노래방을 제안한다. 갑작스러운 말에 놀랐지만 민주적인 엄마는 그 의견에 동참한다.

노래방에 간 것도 오랜만이지만, 맨 정신에 노래방은 아주 낯설고 어색했다. 노래도 안 되고 아는 노래도 별로 없고 음치에 고음불가, 대략 난감이다. 아들도 잘 부르는 편은 아니다. 역시 신은 공평하다. 역시 아들은 머리 쓰는 일을 해야겠다 싶었다.

그래도 한 시간가량 재미있게 놀았다. 서로 못 부르는 노래니 평가는 생략하고 고래고래 소리 지르며 제한된 시간을 즐겼다. 딱히 쌓인 스트레스는 없었지만 스트레스가 풀린 듯 후련했다. 서비스로 20분을 추가해줬으나 5분을 남겨두고 일어서야 했다. 남편과 만나 집으로 왔다. 무슨 이유에서인지 아들이 노래방은 비밀로 하자고 한다.

아들 약 올리는 것 같잖아. 혼자 열심히 공부하고 있는데 열 받을 것 같아.

토요일 오후, 불가능할 것 같던 미션 대성공이다. 이벤트처럼, 게임처럼 하다 보니 재밌고 보람도 있었다. 아들 머릿속에 오늘의 미션이 어떤 식으로 기록될까 궁금해졌다. 작은 사건이라도 좋은 기억이 쌓여 먼 미래에 꺼내볼 수 있는 추억근육이 되면 좋겠다.

몸이 힘들 때, 기운이 떨어지고 축 쳐질 때 필요한 건 근육이다. 몸에만 근육이 필요한 게 아니다. 마음에도 필요한데, 이런 작은 행복들이 모여 추억근육이 되는 게 아닌가 싶다.

06

30일간의 다짐(30 days challenge)

올해 초에 테드(TED) 영상 하나를 봤다. 맷 커츠(Matt cutts)라는 사람의 30일간의 도전에 관한 내용이다. 30일 동안 자신이 원하는 몇 가지의 목표를 세우고 실천하는 것이다. 그는 살을 빼기를 원했고, 소설을 쓰기로 했으며, TV와 설탕과 카페인을 줄이기로 목표를 세웠다.

맷 커츠가 실천하고 이룬 성과들을 편집한 짧은 영상을 보면서, 부러우면서도 누구나 마음만 먹으면 쉽게 도전할 수 있는 일이라는 생각이 들었다. 자신이 하고 싶은 일을 목표로 삼는 것, 30일간 매일 실천하면서 자연스럽게 습관이 되도록 하는 것, 둘 다 마음에 들었다. 미션처럼, 매일 했는지 여부를 점검하고 결과를 표시한다. 그리고 한 달이 지났을 때 변화된 모습에 감탄하면 된다. 감동적이었다.

몸이 들썩이고 나도 해봐야겠다, 바로 결심했다. 30일이면 짧지도 길지도 않고 적당하다 느꼈다. 만만하게도 생각되었다. '30일 그까지 꺼' 100일의 미션도 성공한 이력이 있으니 30일은 크게 부담스럽지 않았다.

메모지에 매일 실천할 항목을 정한다. 제거하고 싶은 습관이나 하고 싶은 목표를 작은 단위로 쪼갠 후 적지도 많지도 않게 러키세븐, 7개로 정했다.

지금까지 세 번의 도전이 있었다. 시즌으로 번호를 매겨본다면 시즌 3쯤 된다. 두 번의 성공이 있었다. 비슷비슷한 아이템 5~7개로 구성된 매일매일 해야 할 리스트들이다. 결과는 대체로 좋았다. 한 손으로 꼽을 정도의 빠짐만 있었다.

나는 뭔가 해야 할 일을 미션처럼 해야 움직이나 보다. 게임처럼, 혹은 특별한 이벤트처럼 해야 재미있고 지루하지 않다. 그렇게 했을 때 성공률이 높은 편이다. 완료한 시즌과 새로운 시즌 사이 며칠의 휴식기간엔 확실히 게을러진 모습이다. '나중에 할래', '이따가 하자' 미루기병이 다시 찾아온다.

예를 들면 다음과 같은 미션들이다.

-CREDU 강의 듣기 (1일치 진도)
-TED 영상 1개 듣기
-500자 이상 글쓰기
-500걸음 이상 걷기
-책 2장 이상 읽기
-1분 청소하기
-게임 3회 이상 접속하지 않기

계획은 약하게 잡는다. 실천으로 옮기는 게 중요하고 습관들이는 것에 중점을 둔 탓이다. 예를 들어 책 2장 읽기는 한 번 책을 펼치면 2장만 넘어가지 않는다. 언제나 초과달성이다. 그러나 최소한의 분량으로 완료처리를 하기 위해 그렇게 잡는다. 성공의 경험을 높이기 위함이다. 하기 싫은데 해야 하는 것들,

자꾸 뒤로 미루는 단골항목들을 미션항목으로 세운다. 행동으로 실천하고 완료의 동그라미를 치려면 짬을 내서 수행해야 한다. 미루기병이 일시적으로 치유된다. 스케줄러를 쓰며 달성하는 것보다 미션수행에 대한 의지력이 더 높다. 성공률도 훨씬 높다.

꾸준하게 지치지 않으려면 달성 가능한 수준이 좋을 것 같다. 때론 티끌 같은 성공의 경험들이 태산을 이루기도 한다. 성공 경험이 많을수록 자신감이 높아지고 자신감이 충만하면 자존감도 높아지지 않을까 하는 기대심리도 기분을 좋게 한다.

아들과도 이 미션을 함께 하고 싶었지만, 강요하진 못했다. 전주로 내려갈 날짜를 하루하루 지워가고 있는 중이라 정신적인 부담을 주고 싶지 않았다. 아들을 보면 '며칠이라도 좀 쉬었다 가라, 가면 고생일 텐데' 하는 마음이었다.

대신, '엄마가 재미있는 걸 하네!' 하는 마음으로 머릿속에 저장해뒀으면 싶었다. 언젠가 필요한 순간이 오면 기억해내고 써먹지 않을까 하는 기대도 긍정적인 영향을 주었다. 실험정신이나 도전정신을 가졌으면, 뭔가 실행해야 하는 순간에 도망치지 말고 적극적으로 임하는 태도를 길렀으면 하는 소망도 품어본다.

매일 똑같이 해내야 하는 지겨운 일은 항상 있다. 작은 도전들이 평범한 일상에 환기가 되고 즐거움을 줄 수 있다면 좋겠다. 이런 아이디어를 적극 활용해줬으면 하는 마음이다.

07

스케줄러 쓰기

2012년, 아들은 초등학교 5학년.

우리 가족은 아이쇼핑을 좋아한다. 여행보다는 집에서 가까운 곳으로 산책 삼아 걷는 걸 즐긴다. 우리가 자주 가는 곳 중에 안양 쇼핑가가 있다. 지하철 안양역에 내려 지하로 내려가면 끝이 안 보일듯 양쪽에 빽빽하게 쇼핑센터가 자리 잡고 있다. 사람도 많고 물건도 많다. 눈요기 하듯 걸어서 가다 보면 교ㅇ문고에서 운영하는 핫ㅇ랙스가 나온다. 사무용품이나 문구류를 좋아해서 자주 가는 곳이다. 예쁘고 신기한 것들이 많다. 가격은 착한 편이 아니라 주로 눈요기만 하고, 꼭 필요하다고 느끼는 것만 사온다. 하지만 잘 지켜지지는 않는다. 충동구매가 잦다. 작년 연말에도 한번 다녀왔다. 이것저것 구경하다 다이어리 코너에 섰다. 연말연시라 다이어리, 스케줄러를 파는 창구가 크게 마련되어 있었다. 특히 '주니어 플래너'가 눈에 들어왔다.

내가 스케줄러를 쓰기 시작한 건 한 10년쯤 된 것 같다. 한국리더십센터에서 하는 '소중한 것 먼저 하기' 온라인 강의를 듣고 실천하고 있는 습관이다. 초기엔 프랭클린 플래너를 해마다 구입해서 사용했는데, 지금은 회사수첩이나 일반 노트를 스케줄러처럼 활용하고 있다. 예전보다는 많이 간소하게 작성하고 있고, 스케줄러 도구가 꼭 있어야 하나 하는 생각이 들어서다.

아침에 출근하면 제일 먼저, 그날 할 일을 정리해서 한 줄씩 적어놓는다. 업무 중간에 수명업무가 떨어지면 바로바로 스케줄러에 추가한다. 해야 할 업무뿐 아니라 잊지 말고 해야 하는 건 뭐든 적어놓는다.

-공과금 납부하기
-엄마한테 전화하기
-책고집 3차 모임 참석하기

이와 같은 것들도 스케줄러에 적힌다. 까먹지 말아야 할 것들의 나열이다. 나 혼자 볼 거니까 자유롭게 사용한다. 해야 할 업무를 기록하고 그 왼쪽에는 빈 네모상자를 그려 넣는다. 진행상황을 점검하기 위한 작은 체크박스다.

√	완료	업무를 완전히 끝냈을 때
×	취소	계획된 업무를 하지 않기로 했을 때
→	연기	오늘 마무리하지 못하고 다음으로 미룰 때
●	진행 중	현재 하고 있는 중일 때

스케줄러는 수시로 들여다보고 업데이트한다. 완료하면 무조건 √ 표시를 하러 수첩을 연다. 주말에는 스케줄러도 쉬는 편이다. 챙겨야 할 게 많은 휴일이면, 집에서도 포스트잇을 이용해 1회용 스케줄러를 사용하기도 한다.

> **나** 주연아, 스케줄러를 쓰면 좋은 점이 많아. 그날 할 일을 까먹지 않고 할 수 있고, 혹시 언제 뭘 했는지 기억이 안 날 때도 찾아볼 수가 있어.

> **나** 어른이어도 이런 거 안 쓰는 사람은 많아. 꼭 써야 되는 건 아니지만 쓰면 좋은 점이 많아.

> **나** 어떤 사람은 일을 자꾸 펑크 내는 경향이 있어. 약속한 걸 자꾸 안 지켜서 신뢰를 잃는 경우도 있고. 스케줄러를 쓰면 까먹는 일이 절대 없어서 책임감 있는 사람이 될 수 있어.

> **나** 주연이도 학교 숙제를 까먹고 안 해가거나, 제출해야 될 프린트물을 안 가져가서 야단맞은 적 있지? 그럴 때 스케줄러를 사용하면 까먹을 일이 없어. 어때? 괜찮을 거 같지?

외출하기 전에 아들을 꼬셔놓는다. 아들은 꼼꼼한 성격이 아니라 반신반의 했는데, 실제 다양하고 예쁜 스케줄러를 보고 마음을 굳힌 듯했다. 1월 1일부터 써보겠다고 한다. 꾸준히 쓰겠다는 다짐을 받고 아들이 직접 고른 스케줄러를 사준다. 며칠 지난 지금까지는 열심히 쓰고 있다. 강요하거나 잔소리하면 숙제가 될 것 같아 가만히 지켜본다. 지나가는 말처럼, 문득 생각난 것처럼 가볍게 물어보는 정도에 그치고 있다.

> **나** 오늘은 √(완료표시)가 몇 개야?

> **나** 엄마는 오늘 activity 중에 점(●, 진행 중)이 하나고, 나머진 다 √야.

아들도 잠깐 생각하는 듯하더니 곧 긍정적인 답변이 돌아온다. 뜸을 들였다 말하는 게 어째 미심쩍긴 하다.

어제 저녁에도 스쳐 지나듯 물었다가 아들의 한마디에 빵 터졌다.

아들 엄마! 내년에는 아니, 조금 더 크면 나도 프랑켄슈타인 쓸래. 주니어 플래너 대신에.

나 어? 프랑켄슈타인? 그게 뭔데?

아들 프랑켄슈타인 플래너! 엄마가 쓰는 거 있잖아요.

나 하하. 프랑케슈타인? 프랭클린 플래너야. 프랑켄슈타인은 괴물이지~

아들 난 프랑켄슈타인인 줄 알았는데…. 엇, 일기에도 프랑켄슈타인이라고 적었는데.

나 크크큭….

아들이 스케줄러를 썼으면 하는 가장 큰 이유는 덜렁대는 성격 때문이다. 준비물이나 숙제를 스스로 잘 못 챙긴다. 기억이 오래 가지 않고 금방 잊어버리거나 놓치는 경우가 많다. 다른 엄마처럼 내가 일일이 챙겨주지 못하기 때문에 아들 스스로 챙기는 습관이 들었으면 한다.

어른인 나도 마찬가지다. 스케줄러에 적어두거나 기억났을 때 바로 실행하지 않으면 잊어버린다. 어른인 나도 그런데 아이에겐 무리한 요구일 수 있다. 아이가 모든 걸 다 잘 챙기면 더 이상 아이가 아닌 것 같기도 하지만, '세 살 버릇 여든까지 간다'는 속담처럼 좋은 습관이 몸에 배었으면 한다. 약속을 잘 지키고, 작은 것도 놓치지 않는 사람. 이런 작은 것들이 쌓이면 그 사람에 대한 믿음이 생긴다. 아들이 말로만 공수표를 날리는 실없는 사람보다는 신뢰 받는 사람이길 원한다.

스케줄러를 성실히 사용하면 빼먹거나 놓치는 일이 없어진다. 해야 할 일을 적어놓고 수시로 상황체크를 한다. 완료표시인 √가 많을수록 보람찬 하루를 보낸 것 같아 기분도 좋다. 그런 뿌듯함을 느끼면 쓰지 말라고 해도 쓴다. 뭐든 즐거움을 느끼면 자발적으로, 적극적으로 하게 된다.

08

재미있는 실험

2015년 9월, 아들은 중학교 2학년.

재미있는 글을 발견했다. 계란을 냉동실에 얼렸다가 얇게 썰어서 계란프라이를 해먹었다는 글이었다. 헛, 신기하다. 아들과 함께 실험해봐도 될 것 같았다. 계란을 얼리면 어떻게 될까? 얼려도 되나? 계란프라이를 하면 흔하게 먹는 계란프라이와 뭐가 다르지? 궁금했다.

> 나 아들, 어떤 사람이 계란을 냉동실에 얼렸다가 프라이를 해먹었대.
> 나 이게 될까? 계란을 냉동실에 얼리면 어떻게 될 거 같아?
> 아들 오~ 신기하겠다. 우리도 해볼까?

낚시에 걸려들었다. 냉동실에 계란 두 알을 얼리기로 한다. 최소한 하루는 있어야 할 테니 내일 해봐야겠다. 두근두근 생각만 해도 즐겁다.

한동안 냉동실에 계란 넣어둔 걸 잊어버리고 있었다. 그러던 어느 주말, 드디어 우리의 호기심을 풀어낼 시간이 왔다.

냉동실에서 꺼내니 세로로 금이 가 있다. 하나의 완전체인 날계란도 액체 상태일 테니, 수분이 팽창하며 껍질에 흔적을 남긴 것이리라.

나 껍질을 먼저 벗겨야겠지?

껍질을 벗기는데 손이 시렸다. 손이 시려 껍질을 까다가 잠시 쉬었다 한다. 이제 칼로 썰어야 한다. 손이 시리기도 하지만 돌덩이처럼 얼어있어서 써는 게 위험하다. 니스를 칠한 것처럼 미끄러워 계란이 도마 위에서 춤을 춘다. 아들이 해보고 싶어 했지만, 위험해서 절대 말렸다. 나도 손가락이 다칠까 긴장됐는데 위험을 무릅쓰고 도전했다. 천천히 조심스럽게 네다섯 번의 칼질을 한다.

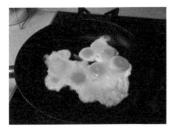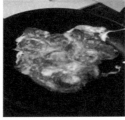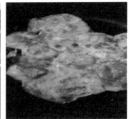

사진으로 봐서는 계란이 여러 개로 보이지만, 정확하게 두 알만 들어갔다. 여러 개의 계란인 것처럼 보이는 착시효과 말고는 일반 계란프라이와 맛이나 모양은 똑같았다. 뭔가 변화를 상상했지만, 이변은 없었다.

냉동실에 계란을 얼려도 되고, 칼로 써는 게 위험한 것 말고는 특이사항은 없다. 예상한 것 이상의 반전은 없었고, 그저 '특이한 계란프라이를 해먹었다' 정도로 실험은 일단락되었다.

09

토크리시(Talklish)

2012년 여름, 아들은 초등학교 5학년.

토크리시(Talklish)가 한창 열풍이었다. 온라인 교육과정이었는데, 영어를 게임처럼 재밌게 할 수 있도록 구성되어 있어 조용히 입소문이 났었다. 입이 트이고 싶은 사람, 회화를 잘하고 싶은 사람이 많이 수강했다. 유행에 힘입어 나도 두세 달 신청을 했다. 내 목소리를 녹음해서 진행하는 학습이라 회사에서는 부끄러워서 할 수가 없다.

집에서 마이크 기능이 있는 헤드셋을 쓰고 '뉴욕스토리'를 시작한다. 처음엔 방문을 닫아놓고 혼자 하다가(집에서도 부끄러웠다) 나중엔 아들을 합류시켰다. 진도가 너무 안 나가서 답답하기도 했고, 아들의 영어실력을 엿볼 수 있는 기회로 삼기로 했다.

아들은 대체로 한번에 쉽게 넘어간다. 사이버상에 존재하는 상대 캐릭터는 본인이 알아들었다는 표시로 Good, Very good, Excellent 등으로 칭찬을 해준다. 아들에게는 excellent, very good이 흔하다. 나는 가뭄에 콩 나듯 very good이다. 아들인데 질투 날 뻔했다.

> **나** 쳇, 사람 차별하네. 자네 원래 파트너는 날세. 아들은 깍두기란 말이야.

나보다 발음이 좋은 아들은 클리어해야 하는 미션을 빠른 시간에 해결해 나간다. Next 버튼을 금방금방 누르며 진도가 팍팍 나간다. 나는 발음이 부끄러워 자신감 없고 기어들어갈 듯 작은 목소리다. 발음이 별로여서인지, 목소리가 작아서인지 상대가 한 번에 못 알아들어 계속 반복해서 들려줘야 했다. 다음 페이지로 넘어가는 시간이 당연히 더디었다. 반복해서 연습하게 되니 공부가 조금 더 되는 듯했지만 흥미는 조금씩 떨어지고, 스트레스는 쌓여갔다. 역시 아이나 어른이나 칭찬은 중요하다.

나보다 잘하는 누군가를 가까이서 지켜보면 배가 아프고 샘이 나는데, 상대가 아들이면 얘기가 달라진다. 흐뭇했다. 오히려 더 해보라고 부추긴다.

> **나** 쟤가 내 말은 잘 못 알아들어. 이것 좀 해죠.
> **나** 이 화면이 잘 안 넘어가네. 미션 클리어해주라.
> **나** 쟤가 나보고 I can kill you래. 아들아, 엄마 죽는 거야? (I can kill you가 아니라 나중에 생각해보니 I can't hear you인 것 같다.)

아들은 한번 잡으면 진도가 팍팍 나가니 재미있어했다. 게다가 엄마가 옆에서 칭찬을 추임새로 넣어주니 더 기가 살았다. 눈으로 책을 보고, 귀로 테이프를 듣는 정적인 영어만을 접하다 게임처럼 말하면서 퀴즈를 풀고, 미션을 완수

하는 영어를 접하니 즐거워했다. 하나씩 해결하고 나면 스테이지가 하나씩 올라간다. 성장이 눈에 보이니 당연히 신날 수밖에 없다. 딱딱하고 지루한 공부도 이렇게 게임과 접목시키면 성공할 것 같다.

왜 그동안 이렇게 안 만들었나 싶었다. 나만 몰랐던 건가.

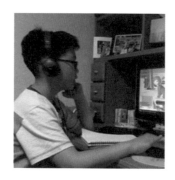

처음에 책상에 자리를 잡은 모습이다. 열심히 미션을 클리어 중이다.

조금 지나면 자세가 불량하다. 책상 위에 두 다리가 올라가고, 발은 까딱까딱.

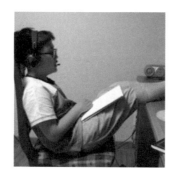

처음 초보단계는 참 쉬웠는데, 두어 달을 넘어가니 지문이 길어지고 어려운 단어가 많이 나와 난이도가 높아졌다. 아들도 조금씩 흥미를 잃어가고, 나는 진즉에 두 손 들어서 토크리시와는 조용히 이별했다.

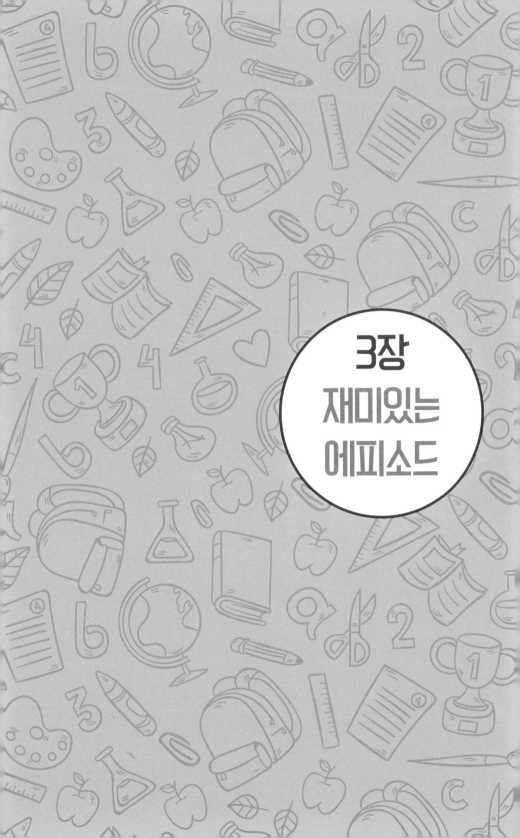

3장

재미있는
에피소드

01

밥 많이 주세요

세 살, 33개월의 아들.

아들이 태어나기 전부터 쓰기 시작한 육아일기는 커갈수록 뜸해진다. 열심히 써야지 했던 마음은 일상의 자잘한 바쁨을 소화하다 보면 우선순위가 뒤로 밀린다. 역시 처음 먹었던 마음을 꾸준히 실천하기란 어려운 일이다.

잠들어 있는 아이를 보고 있자면 어느새 쑥 자란 모습이 낯설 때가 있다. 그러다 또 언제 크나 싶은 마음이 들고, 몸과 마음 모두 건강하게 잘 자라야 할 텐데, 조바심 나고 불안한 마음도 든다.

집에 아이가 있다는 건 행복한 일이다. 별다를 게 없는 하루가 아이 덕분에 특별해진다. 아이가 있어서 웃음이 끊이지 않는다. 아이 때문에 웃게 된다.

한 번은 아들에게 단위를 자연스럽게 가르쳐주고 싶어 대화를 시도했다.

나 주연아! 종이는 한 장이야? 한 개야?

아들 한 장.

나 음… 그럼, '우유 한 잔 주세요'야, '우유 한 개 주세요'야?

아들 우유 한 잔 주새요.

나 연필은 한 자루야? 한 개야? (좀 어려웠다.)

아들이 나를 멀뚱멀뚱 쳐다만 본다.

아들 몰-랴.

나 연필은 한 자루라고 하는 거야. 알았지?

슬슬 엄마와의 대화가 지루한 모양이다. 몸을 가만두지 않는다. 소파에 드러누워 뒹굴다가, 발가락을 잡고 이상한 포즈를 취하기도 한다. 소파 등받이에도 오르락내리락하다 떨어지고 다시 오르려고 시도한다.

나 마지막으로 하나만 더. 밥은? '밥 한 공기만 주세요' 하는 거야, '밥 한 개만 주세요' 하는 거야?

　　　　　　　　　　　…

아들 밥 많이 주세요!

구경하던 어른들이 깔깔대고 웃겨 죽는다. 한바탕 웃음바다가 되었다.

세 살짜리의 순발력이라니. 개그 프로를 보는 것 같다. 작은 변화도 뭐든 좋게만 보인다.

아이가 크고 있구나 증명되는 순간이 있다. 문득 느껴지는 성장의 기록들이 기분 좋게 한다. 이런 게 아이를 키우는 맛이겠거니 싶다. 아이를 키우는 노고를 이렇게 보상받는다. 육아의 피로를 한 번에 날려주는 웃음이다.

02

마라톤대회 출전

2012년 7월 26일, 아들은 초등학교 5학년.

같은 부서에 마라톤을 8년 넘게 꾸준히 해온 사람이 있다. 그 선배로부터 10월 3일 개천절에 '마라톤 대회'가 있다는 정보를 들었다. 가이드를 해줄 테니 함께 달리자고, 사실은 꼬심을 당했다. 아들과 함께 재미있는 이벤트를 만들어볼까? 우선 긍정적으로 대답했다. 아들을 잘 설득해 참여시키는 일만 남았다.

대회는 5킬로미터, 10킬로미터, 하프(Half), 풀(full) 코스로 구분되어 각자 원하는 코스를 신청하고 당일에 완주하면 된다. 우리는 당연히 5킬로미터에 도전한다. 남편은 싫다고 하고, 아들은 함께 뛰겠다고 해서 나란히 신청했다. 5킬로미터는 마라톤이라는 말을 안 쓴다. '5킬로미터 건강달리기'란다. 앞으로 두 달 조금 더 남았다. 10월 3일을 위해 아들과 머리를 맞대고 계획을 세운다. 계획대로 미션을 수행 중이다.

7/23 첫째 날: 서호공원 1바퀴, 30분 소요, 걷다 뛰다 다시 걷다 반복

7/24 둘째 날: 서호공원 1바퀴, 27분 소요, 걷다 뛰다 다시 걷다 반복

7/25 셋째 날: 서호공원 1바퀴, 25분 소요, 걷다 뛰다 다시 걷다 반복

서호공원 한 바퀴가 2킬로미터니까 두 바퀴 이상은 돌아야 하지만 초반이라 조금 타협했다. 평소에 숨쉬기 운동만 하는 우리는 한 바퀴부터 시작해야 할 것 같았다. 훈련을 시작한 지 며칠 되지 않았다. 나아지는 모습은 아직이다. 시간이 조금씩 단축되고 있긴 하지만 시간 측정에 오차가 있을 수 있는 점을 감안하면 사실은 제자리다.

훈련하는 횟수가 늘어 조금 익숙해지면 걷기보다 뛰는 시간을 늘리고, 한 바퀴 이상을 돌도록 강도를 높일 계획이다. 대회 신청은 해놨고 실천만 남았는데, 문제는 시간이 너무 많이 남았다는 점이다. 작심삼일이 되지 말아야 하는데 걱정이다.

운동 3일 째, 아들은 벌써 흥미가 떨어졌는지 운동 나가서도 정신은 우주에 가 있다. 계속 하늘을 쳐다보며 별과 달의 움직임에 더 관심을 둔다. 스트레칭도 대충대충, 뛰기보다 걷기를 더 많이 한다.

첫째, 둘째 날에는 운동 후에 시원하게 샤워하고 톡~ 맥주캔을 땄다. 운동한 후라 시원하고 더 맛있다. 맥주와 안주로 운동효과는 본전을 다 까먹고 마이너스로 돌아선다. 저질체력을 탈피하고 운동을 해보려고 시작한 프로젝트인데 운동효과보다 늘어난 뱃살을 걱정해야 하는 건 아닐까 우려된다. '설마 매일 먹진 않겠지' 자기최면을 걸어 스스로를 다독인다.

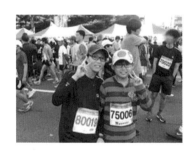

10월 3일 개천절, 강남구에서 주최하는 '국제평화마라톤대회' 5킬로미터에 출전한 모습이다. 좋은 추억 만들기가 되지 않을까 싶어 신청했다. 신청할 때의 마음가짐은 대회일이 가까울수록 희미해지고, 결국 우리의 마라톤은 걷기대회였다. 걷는 사람이 생각보다 많았지만 그 무리들 중에도 꼴찌그룹에 속했으니 확실한 '저질체력'을 입증한 셈이다.

엄마, 아빠를 닮아 체육엔 젬병인 아들이다. 혹시나 우리가 모르는 잠재된 능력 중에 몸을 쓰는 일이 있지 않을까 싶어 기회를 만들어봤는데 반전은 없었다. 역시 그런 능력은 장착되지 않은 듯싶다.

아들이 자신의 체력은 스스로 기를 줄 알았으면 하는 욕심이 있었다. 마라톤 대회를 준비하면서 꾸준하게 운동하다 보면 운동이 습관으로 자리 잡지 않을까 하는 아름다운 상상을 해봤으나 현실은 실패로 마무리되었다.

03

보리차 사건

2003년 5월 주말 오후, 아들은 세 살.

두어 시간 낮잠을 자다 깬 아들은 잠이 부족했는지 계속 칭얼거린다. 아빠도 할머니도 다 필요 없고 엄마만 찾는다. 한참 저녁준비에 바쁜 엄마는 아들을 봐줄 수가 없다. 계속 칭얼대는 아들을 지켜보다 시동생이 두 팔 걷고 나섰다.

삼촌 주연아, 우리 토마토 보러 갈까? (베란다 화분에서 키우는 방울토마토, 세 개 열렸다.)

아들 …. (불안한 눈치) 엄마~ 엄마, 가자! 토마토 보러 가자~

나 엄마 지금 밥해야 돼. 엄마가 맛~있는 저녁 해줄게, 응? 삼촌이랑 토마토 보고 와.

아들 아앙~ 아앙….

시동생이 조카가 따라오길 기다리며, 베란다를 향해 천천히 걸음을 옮겼다.

삼촌 삼촌이 토마토 따먹어야지~ 삼촌이 딴다! 주연이 오면 안 딸 건데~

아들이 주춤주춤 망설이다 베란다로 뛰어간다. 토마토는 지켜야 한다. 토마토가 열리길 얼마나 기다렸는데, 삼촌에게 수확의 기쁨을 뺏길 순 없다. 토마토를 지키러 가서는 물도 한번 주고 토마토를 관찰하는 모양이다. 한참을 베란다에서 머문다. 삼촌과 두런두런 이야기 소리도 들린다. 기분전환이 되었나보다. 아들은 순한 양이 되어 돌아왔다. 새로운 토마토 열매가 또 생기려는 모양이다. 자기가 관찰한 내용을 조잘조잘 들려주며 저녁준비에 바쁜 내 귀를 즐겁게 한다.

저녁은 된장국에 새콤달콤 돌나물을 만들어 먹었다. 설거지까지 깔끔하게 마무리하고 보리차 끓일 준비를 한다. 보리와 옥수수가 담겨 있는 원형의 플라스틱통을 한 손으로 집었는데 손에 물기가 있었나 보다. 통이 손에서 미끄러지면서 '촤르르~' 내용물이 은하수처럼 쏟아진다. 아주 짧은 순간이었다. 순식간에 부엌 바닥에 골고루 뿌려진 보리차와 옥수수 알갱이들. 눈앞이 캄캄해졌다.

'이건 꿈이야, 꿈일 거야….'

아들 까르르! 까르르! 와하하! 아하하! 깔깔, 깔깔!

주연이가 배를 잡고 웃는다. 어른처럼 고개까지 뒤로 젖혀 가며 웃는다. 엄마가 실수한 게 그렇게 웃긴 모양이다. 순식간에 벌어진 일이 믿기지 않아 멍하니, 맥없이 있었다. 그러다 아들의 웃음에 전염되어 덩달아 웃어 버렸다. 치울 생각도 안 하고 한참을 같이 웃었다.

생각 없이 아들과 함께 웃으면서 '실수 까짓 거 할 수도 있지', '화내도, 짜증 내도 이미 벌어진 일, 되돌릴 수 없다' 하는 가벼운 마음이 되었다. 세 살짜리 아이에게서 위로를 받았다. 바쁜 일상에서 잠깐이지만 웃을 수 있는 여유를 누린 것도 좋았다.

부엌엔 우리 둘뿐이었지만, 누군가 봤다면 틀림없이 아들을 의심했으리라. 한참을 웃다가 아들과 같이 손으로 한 알씩 주워 담는다. 신나는 놀이를 하듯이 아들 얼굴에 미소가 어렸다. '나에겐 귀찮은 일이지만, 아들은 이런 것도 놀이겠구나!' 하는 생각이 들었다. 엄마랑 하는 모든 것들이 마냥 즐겁고 신나는 모양이다. 큰 것들은 대충 주워 담고, 작은 것들은 버리려 하는데,

아들 엄마, 이거는 이제 어뜨케 해?

저런 말을 알려 줬던가? 가르친 기억이 없는데 새로운 단어를 쓴다. 일상적으로 사용하는 단어를 이제 갓 말을 하기 시작한 아이의 서툰 음성으로 들으니 신선하고 재밌다. 어설프게 발음하는 게 귀여웠다.

아들을 재우기 위해 이불 덮어 주며 하루를 마감하는 시간이다. 아들이 잠들 때까지 두런두런 말 상대를 해준다. 갈수록 굵어지는 팔, 다리, 발목을 차례로 확인하며 스트레칭 해주는 일도 빼놓지 않는다. 눈을 마주치며 대화를 하는 일, 짧은 마사지에서 사랑과 애정을 느끼는 일, 언제고 빠트리지 않는 하루의 마무리 행동이다. 하루 중에 가장 행복한 시간이기도 하다.

어른이 되면 실수하는 게 창피하고 두렵다. 실수를 하지 않기 위해 긴장하고 머리 아플 정도로 몰입한다. 큰 잘못이 아닌 사소한 실수는 아이처럼 웃음으로 그냥 넘어가 줄 수도 있다. 그런데 언제부턴가 그런 너그러움을 잊고 산다.

'빨리빨리'가 일상이 돼버린 복잡한 사회에서 작은 실수조차 시간 낭비란 생각이 든다. 사회는 실수하는 사람을 용납하지 않는다. 어떤 조직이든 프로페셔널을 요구하고 그런 사람이 오래도록 살아남는다.

그런 사회적 분위기가 아니라도 나의 작은 실수로 타인에게 민폐를 끼치는 사람이 되고 싶지는 않다. 실수했을 때 웃음까지는 바라지 않는다. 싫은 소리 안 듣고 야단 안 맞는 것에 안도하는 경우가 더 많다. 어른의 세계에서는 오히려 실수를 조용히 넘어가는 게, 아이의 웃음과 같을 때가 있다.

훌쩍 커버린 아이는 이제 소리 내서 웃을 일이 많지는 않다. 다른 아이에 비해 웃음이 많긴 하지만 앞으로 어른이 되어갈수록 점점 더 웃음은 줄어들 테다.

청량감 있는 아이의 웃음이 그립다.

04

분홍색 옷 많이 입고 다니는 애

초등학교 2학년이 되는 아들.

1학년 봄방학을 끝으로 3월이 시작되자마자 개학했다. 올해는 입학식과 같은 떠들썩한 행사는 없고, 아들만 2학년 교실로 바로 등교하는 형태였다. 나 때도 그랬던가? 너무 오래되어 기억에 없다.

퇴근하는 길에 집에 전화를 한다. 마침 아들이 전화를 받았다.

나 주연아~! 학교 잘 갔다 왔어?

아들 어~. 잘 갔다 왔어.

나 선생님은 어때?

아들 뭐가?

나 잘 웃으셔? 아님, 잘 안 웃는 얼굴이야?

아들 어. 잘 웃으시는 편이야. 근데 잘 모르겠어.

나 왜. 느낌이 있잖아. 첫 인상이라고 해야 할까? 무서울 거 같다든지, 좋을 거 같다든지 하는 그런 첫 느낌 말이야.

아들 어, 그런 거? 음… 80%는 좋을 거 같고, 12%는 무서울 거 같고, 어… 나머지 8%는 모르겠어.

누가 수학 좋아하는 아들 아니랄까 봐, 이런 비유도 백분율로 표현을 한다.

나 아 그래? 80%가 긍정적이면 나쁘지 않네? 다행이다. 잘 됐네. 참, 짝꿍은 누구야?

아들 엄마. 나 번호 몇 번인지 알아? (내 질문은 자꾸 씹는다.)

나 아니. 몇 번이야?

아들 2학년 2반 2번이야.

나 1학년 때는 3반 3번이었는데, 이번엔 2자랑 엮였네?

아들 신기하지? 내년에는 3학년 3반 3번, 3월 3일 생일. 이럴 수도 있어. 흐흐.

나 큭크. 33333, 22222, 1학년 1반 1번, 1월 1일생도 있겠네? 주연이 후배 중엔?

아들 1111년에 태어난 사람은 1111년 1학년 1반 1번 1월 1일생.

아무래도 숫자에 꽂힌 모양이다.

나 1111년생이 초등학생이야? 그럴 일은 없지.

아들 아, 그렇지. 지금 말고, 음, 조선시대도 아니겠고, 고려나 고조선 뭐 그 시대 말이야.

나 엉. 크크크. 근데 짝꿍은 누구야?

아들 어. 김민하야.

나 김민하? 김.민.하? 1학년 때 3반 아니었지?

아들 엄마 몰라? 1학년 때 같은 반이었잖아!

나 어, 그래? 우민하는 아는데, 김민하는 모르겠다. 처음 들어보는데?

아들과 대화하기 위해서는 자주 등장하는 친구 이름 정도는 외워줘야 한다. 집에 놀러 오거나 얼굴을 본 친구는 금방 외워지는데 말로만 들었던 친구는 기억하기가 어렵다.

아들 왜 있잖아. 김민하 생각 안 나? 머리 길~고, 분홍색 옷 많이 입고 다니는 애.

나 그래? 난 잘 모르겠네….

아들 그 애랑 제일 친한 애잖아.

나 헐~ 뭐? 머리 길~고 분홍색 옷 많이 입는 애랑 제일 친한 애라고? 하하하. 걔가 아니라, 걔랑 젤 친한 애?

아들 어, 크크큭.

제가 말해놓고도 우스운가 보다. 아들과의 대화는 언제나 웃음을 준다. 기발한 생각도, 귀여운 발상도 다 좋다. 친한 친구와 대화하는 것처럼 편하고 즐겁다. 지금처럼만, 커서도 엄마랑 대화도 많이 하고 친구처럼 지냈으면 좋겠다. 고민도 함께 공유하고 그럼 좋을 텐데, 욕심일까?

05

할아버지 많이 드세요

2006년, 아들은 여섯 살.

한 해를 시작하고 한 살의 나이를 더 먹게 되는 설날이다. 떡국을 먹지 않아도 나이는 먹어야 한다.

고소한 전을 부치고 나물을 무치고 과일도 다양하게 먹고, 평소보다 푸짐하고 기름진 상차림에 늘어나는 뱃살은 피할 수 없다.

어김없이 돌아온 설 명절이다. 음식 장만이나 설거지 등 부엌일은 피하고 싶지만, 누군가는 해야 할 일이다. 맛있는 음식과 반가운 얼굴을 보는 건 좋다.

설날 아침상을 차리고 남편, 시동생, 아들 셋이서 차례상 앞에서 절을 올린다. 작년부터 아들도 함께 참여하고 있다. 아들이 언제 저리 컸나, 보기만 해도 흐뭇하다. 여섯 살, 호기심이 왕성한 아들은 궁금한 게 많다.

아들 엄마! 왜 상에 대고 절을 해?

나 저기 상에 할아버지가 오셔서 맛있게 식사하시는 중이야!

아들 할아버지가 어딨어?

나 착한 사람 눈에는 다 보이는데, 주연인 안 보여? (이럴 땐 뭐라해야 하는 걸까? 제례문화를 어떻게 설명해야 할지 말문이 막혀 장난스럽게 대꾸해줬다.)

아들 어. 난 안 보이는데….

아빠와 삼촌을 따라 절을 한다. 그러다가 또 질문이 들어온다.

아들 근데, 왜 이렇게 절을 많이 해? 이제 마지막이야?

나 아니, 한 번 더 남았어.

아들 이제 진짜 마지막이지?

나 주연이 절할 때 소원 비는 거야~ 속으로 소원 빌었어?

아들 아니. 알았어, 그럼. 소원 빌게.

…

아들 (귀에 대고 속삭인다.) 엄마, 나 무슨 소원 빌었는지 알아?

나 (나도 덩달아 속삭인다.) 아니, 무슨 소원인데?

아들 어어~ '할아버지 오래 사세요!'

나 푸하하!

할아버지가 식사하러 오시는 거라 했더니, 할아버지 오래 사시란다. 시아버지가 주연이 얘기 들으셨으면 '허허! 고놈 참!' 하셨을까? 나도 얼굴을 모르는 아버님이시다.

키와 함께 마음도 훌쩍 자라버린 아들은 이제 차례상 앞에서 질문 같은 건 하지 않는다. 이젠 다 큰 어른의 모습이다. 아침잠이 많은데 명절엔 일찍 일어나 함께 차례를 드린다. 이제는 두 분께 절을 드린다. 할머니와 할아버지. 가끔 술도 한잔씩 올린다. 제례문화를 따로 설명을 해주진 않았지만 언제부터인가 자연스럽게 이해하고 있는 것 같다. 학교에서 배웠으려나.

제사상이나 차례상을 차리는 일, 그 앞에서 절을 올리는 일, 점점 이런 문화가 없어지는 분위기다. 이성적이고 과학적인 잣대로 따지면 불필요한 문화일수 있다. 그러나 예전부터 해오던 일이라, 이젠 익숙해져서 상차림이 크게 부담스럽지 않다. 때가 되면 습관적으로 장을 보고 음식을 준비한다. 요즘은 내 마음 편하려고 지낸다. 먼 곳에서 우리를 지켜보는 누군가가 계시면 더 좋을 것도 같다. 눈에 보이지는 않지만, 자신의 정체를 숨기고 상대를 도와주는 존재. 힘들고 막막할 때, 내가 할 수 있는 일이 진심으로 기도하는 일밖에 없을 때 귀담아 들어주지 않을까, 믿고 싶은 존재.

사람이 할 수 있는 일을 넘어선 뭔가에 맞닥뜨렸을 때 진심을 담아 소원할 수도, 진심으로 원망하고 생떼를 부리고 싶을 때도 있다. 그때 소환할 무형의 마니또 같은 존재 말이다.

06

좋아하는 치약

착각은 실수처럼 느껴지지만 아무 때나 아무렇게나 일어나는 것은 아니다. 정상적인 사람이라면 착각할 여지가 있는 경우에만 착각을 한다. 사람들은 자신이 하늘을 날 수 있다고 착각하지 않고, 자체 발광한다고 착각하지 않고, 자신이 장동건이나 김태희처럼 잘생겼다고 착각하지 않는다. 사람들은 너무나 명백한 증거와 한계 앞에서는 착각하지 않는다. 최소한 자기가 생각하기에 애매모호하거나 보이지 않는 부분이 있을 때, 해석의 여지가 있을 때 착각을 한다.

－허태균, 『가끔은 제정신』

2015년. 아들은 중학교 2학년.

좋아하는 치약을 만났다. 좀 지나면 싫증낼지도 모르지만 한동안 만족하며 썼다. 지금은 시장에서 자리를 차지하지 못했는지, 마트에서 보이지 않는다. 파란색 튜브에 톡톡 터지는 신선한 느낌의 치약이었다. 박하같이 화~한 청량감과 개운함도 있어 양치할 때마다 재미있다고 느꼈다.

좋은 건 공유해야 한다. 남편과 아들에게도 사용을 권해본다.

> **나** 주연아, 이 치약 좀 맛있다. 아이스크림 중에 슈팅스타 있지? 톡톡 터지는 거. 꼭 그거 같아.

아들에게는 친절하게 칫솔에 짜서 들이밀었다. 그런데 음미하며 사용하더니 반응이 시큰둥하다.

> **아들** 별론데, 엄마.

그러더니 싱글싱글 웃는다.

> **아들** 엄마, 왜 치약을 좋아하고 그래?
> **나** 어? 맛없어? 재미있지 않아?

그 뒤로 놀려 먹을거리가 생겼다. 세상에 하고 많은 것 중에 치약을 좋아한다면서, 왜 치약이냐면서 엄마가 이상하단다. 내가 좋아하던 어떤 것이 내가 사랑하는 사람이 별로라고 하면 갑자기 시시하게 느껴진다. 어쩐지 좋아하는 감정이 작아진다.

"그래?"

"별로야?"

"괜찮은 거 같은데…"

거꾸로 반대의 경우도 있다. 싫어하던 어떤 것을 가까운 이가 좋다고 하면 다시 보게 된다. 관심과 호감이 급격히 상승한다.

'뭐지, 나는?'

'내 감정은?'

'내가 느낀 건 가짜인가? 진심이 아니었나?'

내가 좋아하던 어떤 것이 가까운 이의 말 한마디에 갑자기 차갑게 식을 수도 있는 건가? 혼란스러워졌다. 좋아한다는 착각이었나? 내가 판단하기에 애매모호한 부분을 가까운 이의 동의를 얻어 확신을 얻고 싶었던 걸까?

'좋다 or 싫다 → 의심 → 동의를 구함 → 확신', 이런 절차를 밟고 싶었던 걸까.

그래서 사랑하는 사람끼리는 닮는가 보다. 서로 다름은 조금씩 내려놓고 상대방 의견 쪽으로 반걸음씩, 한걸음씩 다가가다 보면 절충되고 일치되는 시점이 찾아온다. 싫은 건 함께 싫어하고, 좋은 건 똑같이 좋아하는 지점에 가 닿는다. 그렇게 마음을 나란히 하고 하나 됨을 느낄 때, 친밀감은 배가 되고 관계는 더 돈독해진다.

자신의 주장을 철회할 마음이 없을 때, 내 말이 맞다고 고집부릴 때, 무조건 내 의견에 군말 없이 따라와 주기를 바라는 시점이 오면 상대에 대한 애정이 식은 것 같다. 더 이상 서로에게 노력하지 않고, 상대의 말을 들으려 하지 않고 맞춰주려 하지 않는 시점이 콩깍지가 벗겨진 상태라고 본다. 상대를 너무 잘 알게 된, 더 이상 놀랄 만한 민낯이 없는 상태다. 사랑을 유지하기 위해서 끊임없는 노력이 필요한 이유다.

07

평서문인데, 잘 들어보면 명령문이다

2011년, 아들은 초등학교 4학년.

우리 집에는 하나의 규칙이 있다. 밥을 제일 마지막까지 먹는 사람이 식탁을 치우는 것이다. 설거지는 대부분 내가 하고, 식탁에 있는 반찬을 정리해서 냉장고에 넣는 일, 행주로 식탁을 닦는 일을 꼴찌가 한다. 서로 약속을 한 건 아니지만 언제부터인지 자연스럽게 그런 분위기가 만들어졌다. 대부분 꼴찌는, 아들이다.

저녁을 먹은 후 나는 빈 그릇들을 죄다 끌고 가 설거지 중이었고, 남편은 담배와 면담 중이었다. 꼴찌로 먹은 주연이가 뒷정리를 해야 한다. 헌데 식탁정리는 안 하고 왔다 갔다 하며 수다를 떤다. 그때 내 눈에 미처 가져오지 못한 씻어야 할 그릇이 보인다. 왜 이런 건 내 눈에만 찾아지는 걸까.

나 식탁 저쪽에 뭔가가 있는 거 같은데, 그거 빈 그릇 아닌가?

아들 ….

반응이 없다. 못 들은 걸까?

나 식탁 위에 설거지 할 거 또 있지 않나? 저기 뭐 있는 것 같은데….

그래도 반응이 없어서 아들 이름을 콕 찍어 부르며 주의를 집중시켰다.

나 주연아?
아들 엄마의 저 말은 평서문인데, 잘 들어보면 명령문이다.
나 …응? 뭐라고?

무슨 말인지 못 알아들었다. 싱크대 물소리와 섞여 웅얼거리기는 소리로만 들린다.
설거지를 잠깐 멈추고, 아들의 말에 귀를 기울였다.

아들 엄마의 말은 평서문처럼 들리지만, 자세히 들어보면 분명 명령문이었던~ 것 이었다~

'빵~' 터졌다. 어쩜 저런 표현을 생각해냈을까.
빨래를 개키고 나면 옷장까지 배달이 필요하다. 설거지를 하다가, 청소를 하다가도 이것저것 자잘한 심부름 거리는 늘 생긴다. 심부름은 하나뿐인 아들 차지다. 엄마, 아빠 둘이서 번갈아 가며 아들 이름을 부른다.

아들 엄마, 아빠는 왜 맨날 나만 시켜?

어느 날은 볼멘소리를 한다.

그 후로는 일방적인 명령보다는 자발적으로 도와주고 싶은 마음이 들게 조금 돌려 말하곤 한다. 억양을 달리해 좀 더 부드럽게 들리도록 하거나, 때론 혼잣말처럼 하기도 한다. 그 방법을 좀 많이 써먹었나 보다. 전략이 노출되었다.

저출산으로 아이가 계속 줄고 있다. 남아선호사상도 없어진 지 오래되었고, 오히려 요즘은 딸을 더 선호한다. 여아선호사상까지는 아니어도 딸을 원하는 부부를 종종 본다. 딸을 낳을 때까지 아들만 셋을 낳은 친구를 봤는데, 넷째가 딸이라는 보장이 있다면 낳겠단다.

아이가 하나인 집이 대부분이니 남자도, 여자도 가정일에 익숙해져야 한다. 꼭 그런 이유가 아니어도 여자의 사회생활 진출이 높아졌다. 남자는 돈 벌어오고 여자는 가정을 돌보는 시대는 지났다. 돈도 같이 벌고, 가정도 같이 살펴야 한다. 아이를 키우는 일도 혼자 하는 독박육아가 아닌 함께하는 공동육아여야 한다.

나중에 어른이 되어 이쁨 받는 남자가 되려면 아들도 부엌일을 배워야 한다. 요리도, 설거지도, 청소와 빨래도 적극적으로 하게 해야 한다. 이런 마음은 진작부터 먹었지만 아이가 하는 걸 보고 있으면 속 터진다. 어설프고 꼼꼼하지 못한 뒤처리 탓에 처음부터 내가 다시 하고야 만다. 처음부터 내가 했으면 벌써 소파에서 쉬고 있을 텐데 하는 기회비용의 시간이 아들의 집안일 시키기를 자꾸 미루게 만든다.

'에휴~ 좀 더 크면 시켜야겠다. 아직은 안 되겠네.'

08

금요일마다 나타나는 우렁각시

2013년, 아들은 초등학교 6학년, 남편은 파견근무 중.

주말가족으로 포항에서 생활하는 남편은 금요일 저녁이면 집으로 돌아온다. 평일은 수원과 포항에서 따로 생활하다, 가족 셋이 함께하는 시간은 금요일 저녁부터 일요일 저녁까지다.

포항에 처음 내려갈 때 약속된 15개월이 이제 몇 달 안 남았다. 1년 넘게 어떻게 지낼까 싶었는데 한 주, 한 주 헤어졌다 만났다를 반복하다 보니 어느새 10개월이 훌쩍 지나 있었다.

주중에는 그냥저냥 대충 살다가 주말이 시작되는 금요일이면 남편 맞을 준비를 한다. 열심히 일한 남편이 기분 좋아지게 매주 금요일이면 청소도 하고 간단한 간식을 준비한다. 더러운 집에 와서 짜증나면 서로 기분이 안 좋아지니까. 그걸 사전에 방지하기 위해, 또 기분 좋은 주말을 맞기 위한 아들과 나의 배려

86

다. (이 배려를 남편은 알까?)

그 몫이 아내이자 엄마인 내 차지인데, 금요일은 대부분 계획에 없던 일들이 생긴다. 의도치 않게 금요일마다 퇴근이 늦어졌다. 대부분 주말에 출근을 하지 않는 나를 필요로 하는 누군가의 '붙잡음'일 경우가 많다. 지금이야 '주 52시간 근무제'가 도입되어 좋아졌지만, 예전엔 잔업도, 주말근무도 비일비재했다.

엄마와 아빠의 부재로 집에 남겨진 아들은, 그전에도 나름대로 청소를 해 놓긴 했지만 빈틈이 좀 많았다. 정리정돈도 뒤죽박죽이고, 아들이 정리한 물건이라도 찾을라치면 '보물찾기'처럼 한참 뒤져야 했다. 청소상태도 깨끗하다고 말하기엔 좀 부족한 그런 수준이었다.

그런 아들이 요즘 달라졌다. 부쩍 성장한 느낌이다. 이젠 내가 청소해 놓은 것처럼 청소상태가 '매우 양호' 수준이다. 갑자기 레벨업(level-up)이 된 것이다. 몸과 마음이 성장한 것처럼 말로 표현하기엔 애매하지만 전반적으로 확~ 업그레이드가 되었다.

2012년 여름에 찍은 사진 속에서 물병 하나만으로도 충분히 재밌게 놀던 아이가 부쩍 성장했다.

비록 엄마의 일을 돕거나 피곤한 엄마가 가엾어서 대신 청소를 해주는 게 아닌, 아빠의 기분을 좋게 하기 위한 이유라 해도 나로선 참 고맙다. 수혜를 100% 내가 받고 있기 때문이다.

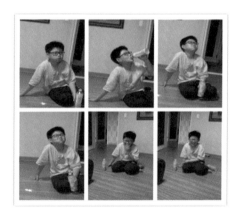

금요일마다 나는 '우렁각시'를 만난다. 동화 속 우렁각시는 정체가 들통 나면 존재가 사라지지만, 내 경우엔 사라지지 않는 우렁각시다.

오늘은 그런 아들을 칭찬한다. 기특하고 듬직한 아들이다.

09

엉킨 실뭉치를 풀면서 배운다

무더위가 한창이던 어느 여름, 우리 집 어린이의 사건 소식이다.

여름방학 과제물 중 '종이컵 전화기' 실험이 있었다. 종이컵 사이를 연결할 때 어떤 도구를 사용하느냐에 따라 귀에 들리는 체감음이 차이가 있는지 알아보는 실험이었다.

준비물: 철사, 고무줄, 실(명주실, 가는 실, 털실), 종이컵

명주실을 빼고는 모두 집에 있는 재료들이다. 명주실은 어디서 구해야 하나 고민했는데 생각보다 쉽게 문방구에서 구입했다. 적당한 날을 잡아 함께 실험하기로 했다.

실험을 앞둔 아침이다. 저녁에 측정할 수 있도록 준비된 도구들을 동일한 길

이로 잘라 놓는 것과 가능하면 종이컵에 연결시키는 작업까지 해놓으라고 숙제를 주고 출근했었다.

그날 저녁, 퇴근하고 집에 가니 숙제는 해 놨는데 뒷마무리는 엉망인 상태로 물건들이 방 안 여기저기 널브러져 있었다.

고무줄 조각과 철사조각, 종이컵은 뿔뿔이 흩어져 있고, 실도 한 뭉치가 통째로 엉켜져 있었다. 오 마이 갓.

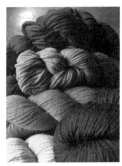 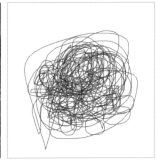

처음 명주실의 모습은 왼쪽 사진처럼 꽈배기 모양으로 얌전한 아이였는데 지금은 그림판으로 뚝딱 만든 오른쪽처럼 완전 난리가 났다.

그 엉켜진 실뭉치가 눈에 들어오자 '흐유' 하는 한숨이 저절로 나왔다.

신문 사이에 끼어 들어온 광고지 한 장을, 기다란 막대 모양으로 도톰하게 접어서 실을 정리하기 시작했다. 산발한 머리처럼 엉킨 실을 조금 풀고, 감고, 다시 조금 풀고, 또 감고를 반복한다. 엉망진창 뒤엉킨 실뭉치를 바로잡는다. 다른 것들도 대충 치우고 실험을 시작해야 하는데, 내가 아니면 안 되는 일처럼 경건하니 손이 멈추지 않는다.

결국 실뭉치 풀기를 채 끝내지 못하고, 방학숙제에 집중했다. 그래도 실험까지만 함께 해주고, 나머지 결과보고서를 쓰는 것은 아들의 몫이다. 이젠 아들도 으레 숙제는 자신의 몫으로 알고 어떤 것도 의지하지 않는다. 위험하거나 혼자 하기 어려운 일이 아니면 스스로 하는 습관이 들었다.

내겐 뒤엉킨 실뭉치가 숙제로 남아있다.

시간이 갈수록 스틱에 감겨진 실뭉치는 제법 먹고 남은 사과 속처럼 보이기 시작한다. 엉켜진 실뭉치의 양이 줄어들수록 최고의 난관이 기다리고 있었다.

며칠을 끙끙대며 고개가 아플 때까지 실과 씨름했다. 어떤 날은 주연이와 함께 풀기도 했다. 아들과 함께 풀던 어느 날, 한참을 엉켜진 실뭉치를 풀면서 씨름하다가 주연이가 한마디 한다.

> **아들** 엄마! 이거 중독성 있네? 크크큭.

> **나** 그치, 자꾸 하게 되지? 손을 놓을 수가 없지? 키킥.

주연이와 영화를 보면서도 계속 실뭉치는 손에 들려 있다. 이런 걸 보면 나도 끈기라는 게 있나 싶기도 하다. 집착도 좀 있는 것 같고.

나는 재밌어 보이는 거면 뭐든 쉽게 빠져들곤 했다. 하지만 싫증도 잘 냈다. 작심삼일도 여러 번이라 내게는 꾸준하게 뭔가를 하는 능력은 없는가 보다 했었다.

역시 마음먹으면 안 되는 게 없는 걸까? 실뭉치 풀기는 일회성이라 가능한 일일까? 이런저런 생각을 하면서 서로 엉키고 엉켜진 실뭉치를 살살 달랜다.

···

헉! 내가 잠깐 화장실 다녀온 사이에 아들이 사고를 쳤다.

손톱으로도 풀 수 없는 지경이 됐을 때, 싹둑! 하고 실을 잘라 버린 것이다.

으악~! 처음엔 깜짝 놀라 소리를 질렀는데, 시간이 지나 곰곰 생각해보니 어떤 식으로든 변화가 필요한 시점이었다. 엄지손가락만 한 크기로 남은 빈틈없이 엉킨 덩어리는 도저히 화해하지 않을 듯 보였다. 타협이 필요한 순간이었다.

끊어낼 수 있는 것도 용기일 테고. 내 성격으로는 끝내 끊어내지 못했을 것이다. 융통성 없이 끝까지 물고 늘어지지 않았을까. 그러다 정 안 풀리면 그냥 한쪽에 미완성인 채로 밀쳐놨을 거였다.

인생에서도 이렇듯 끊어내야 할 순간이 있다. 미련과 고집만으로, 지금껏 하던 관성대로, 마냥 질질 끄는 게 수가 아닌 경우가 있다. 어떤 식으로든 끊고 앞으로 나아가야 하는 순간이 온다.

때로 상대에게 상처를 줄 수도 있다. 긴 시간 희망고문을 하기보다는 짧은 시간 상처를 주는 게 약이 되는 수도 있다. 다만, 그 결단은 최후에 써먹어야 한다. 여러 가지 방법을 다 써도 해결되지 않은 경우에 정리하는 마음으로 결정되어야 한다. 타이밍도 중요하겠다. 그 타이밍이 언제인지를 알아내는 게 쉽지 않겠지만.

아이를 키우면서 또 한 가지를 깨닫고 배운다.

10

개학하는 날

2011년 8월, 아들은 초등학교 4학년.

오늘은 길고 긴~ 여름방학이 끝나고 개학하는 날이다. 방학 중에 계속 늦게 자고 늦게 일어나는 여유로운 생활을 하던 아들은 불안한 모양이었다.

알람을 두 개나 맞춰두고 일찍 잠자리에 든다. '꼭~ 일찍 일어나리라!' 몇 번을 다짐했다. 아들의 바람대로 일찍 눈이 떠졌다. 개학 첫날이니 긴장도 했으리라.

개학하는 첫날! 모처럼 여유 있게 출발했다.

"빠진 건 없겠지?"

"숙제한 거 다 챙겼지?"

재차 점검을 하며 2학기 교과서까지 모두 챙겨서 갔다. (2학기 교과서는 왜 한꺼번에 가져가는지…. 하루에 조금씩 가져가면 될 것을.)

책가방, 실내화, 새 교과서가 든 또 다른 가방까지 두 손 무겁게 출발한다.

손은 무거워도 발걸음은 가볍게 등굣길에 오른다.

수다 삼매경에 빠져 있다 보니 어느새 학교 코앞이다.

나 어! 근데 어째 이상하다. 뭔가 허전하네.

나 왜 이리 학생이 없냐?

아들 다들 늦잠 자나?

나 우리가 좀 일찍 나오긴 했지.

아… 그.러.나 잠시 후 밝혀지는 진실은…?

아~놔!

우째 이런 일이! 내일이 개학이다! 오늘까지 방학이었던 것이었다. 아들을 120% 신뢰한 내 잘못인가?

이거 참…. 야단을 쳐야 되나? 부모로서 체크를 했어야 하는데, 나도 잘한 게 없으니 야단치기도 애매하다.

사실 화가 나지는 않았다. 그저 웃음만 났다. 개학 전날 예행연습한 걸로 헛웃음과 함께 마무리한다.

11

늦은 밤의 예지몽

2011년 5월, 늦은 저녁시간.

잠자리에 들기 전 주연이와 뭘 하며 놀까 하다가 오랜만에 장기를 두었다.

결과는 2:0으로 엄마의 승리. 앗싸! 아들이 제 방 침대에 털썩 드러눕는다. 게임을 지면 항상 기분이 안 좋은 아들이다. 아들의 기분을 풀어줘야 한다. 하지만 승자인 나는 표정관리가 안 된다. 미소가 귀에 걸리고 자꾸 웃음이 났다.

> **나** 주연~ 잘 거야? 다른 게임으로 한판 더 하까?

> **아들** ….

> **나** 화났어? 주연이가 이길 수 있는 게임으로 하나 더 하자?

> **아들** ….

아들이 베개에 얼굴을 파묻고 있어서 표정을 알 수 없다.

나 아, 참! 나 어젯밤에 꿈을 꿨는데, 글쎄 내 머리카락이 홀라당 없어졌다? 빡빡이가 되어 버렸다는 거야. 이거 무슨 뜻일까?

아들 …어, 그거? 예몽이야! 아하하하~깔깔깔!

이제 다시 주연이로 돌아왔다.

나 뭐? 예몽? 뭐야아~!

아들 크크큭. 이히히히! 대머리래~

문득 예몽의 뜻을 알고나 있는지 궁금해졌다.

나 근데 예몽이 뭐야?

아들 곧 현실로 일어나는 꿈이야! 이제 엄마가 머리 빡빡 대머리가 되서 군대 간다는 거지! 여군 입소!

나 우이씨!

아들 나는 이제 잘 거야~ 패한 기분으로 자야지!

나 나는 예몽이야! 대머리된 기분으로 자야지!

아들 아하하하! 깔깔깔!

헌데, 아들아! 국어사전을 찾아보니 '예몽'이란 단어가 없다. 어떻게 된 거지? 어디서 들어본 것 같은데. 우린 도대체 뭔 뜻인 줄 알고 웃은 걸까. 사전에도 없는 단어인데 서로 뜻이 통해서 한바탕 즐거웠다.

별것도 아닌데 신나게 웃을 수 있는 일, 이런 좋았던 기억이 오래도록 아들 머릿속에 남았으면 좋겠다. 먼 훗날 힘든 일이나 속상한 일이 있을 때 하나씩 꺼내먹는 비타민이 되었으면 좋겠다. 이런 소확행(소소하지만 확실한 행복) 기억이 한 장씩 벽돌처럼 쌓여 집 한 채를 이룬다면 얼마나 든든할까. 힘들 때 치료약이 될 순 없겠지만 잠시라도 문제상황에서 빠져나와 답답함을 덜어줄 수 있으면 좋겠다.

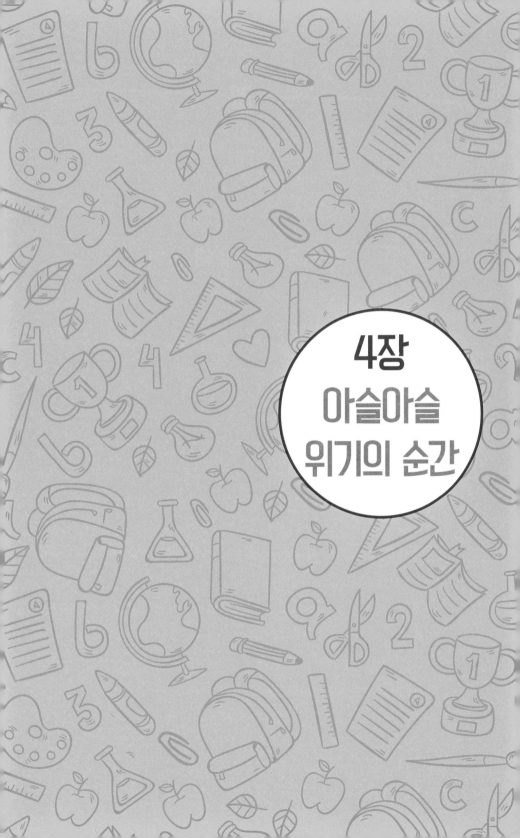

4장
아슬아슬
위기의 순간

01

약속 지켰는데 왜 울어?

아들은 네 살부터 동네 유치원을 다녔다. 출퇴근하는 나 대신 시어머니가 등, 하원을 시켜주셨다. 그러던 중 시어머니가 병원에 입원하시게 되었다. 다행히 일주일 미만의 짧은 기간이었다. 시간개념이 철저하셨던 어머니는 아침에 일찍 데려다주고, 하원 때도 서둘러 데려오고 했던 모양이었다.

시어머니의 부재 기간에는 역할을 분담했다. 아침엔 남편이 출근길에 주연이를 등원시키고 하원은 내가 맡기로 했다.

퇴근 시간이 들쭉날쭉 불규칙해서 시간을 못 맞출까 봐 내내 불안했다. 하원의 책임을 맡은 기간은 칼퇴근하려고 부단히 노력했다. 그런데도 아들을 찾으러 가는 시간에 지각한 적이 있다. 첫날이었는지, 둘째 날이었는지 10분 이내로 늦었다.

유치원에 도착하니 아들이 울면서 기다리고 있었다. 할머니의 부재를 알긴 할 텐데, 엄마가 안 올 거라고 생각했을까? 우는 아들을 달래며 '내일은 꼭 약속 시각에 도착하마!' 약속했다. 손가락 걸고 지장 찍고 한바탕 소란을 떤다. 아들도 알았다고 고개까지 끄덕였다.

약속한 그다음 날, 제시간에 여유 있게 근처에 도착했다.

나 선생님, 주연 엄만데요, 저 5분 후면 도착합니다~

선생님께 전화까지 드렸다.
기쁜 얼굴로 맞이할 아들을 기대하며 유치원에 들어섰으나 또 울고 있다.

나 오늘은 약속 지켰는데, 왜 울어?

억울했다.

나 주연아, 엄마 오늘은 안 늦었어. 시간 봐봐.

눈물을 닦아주고 달래며 변명 아닌 변명을 한다.
아들은 대답 대신 굵은 눈물을 뚝뚝 흘린다. 마음이 찢어졌다. 왜 그럴까?
'제일 꼴찌로 하원해서 외로웠나?'
'내 도착 전화가 늦을 거라는 연락으로 오해했나?'
'버림받은 느낌에 슬펐나?'
'이 동네 사람들은 왜 이렇게 애들을 일찍 데려간담.'
애꿎은 사람에게 짜증을 내고 말았다. 할머니의 존재감이 피부로 와 닿는다. 그동안에 미처 깨닫지 못했던 매일의 사소한 고마움을 이렇게 찐하게 느낀다.
아이의 눈물은 마음을 약하게 한다. 아이의 눈물은 많은 생각을 하게 하고, 내가 부족한 것을 떠올리게 한다. 엄마의 경험과 지혜 부족으로 아이에게 탑재되어야 할 뭔가가 결핍되고 있지는 않은지 하는 생각 말이다.

워킹맘은 전업주부가 해줄 수 있는 대부분을 못 해준다. 놀아주고 간식 챙겨주고 책 읽어주고 눈 맞추며 대화하고 하는 것들을 함께하지 못한다. 아침엔 바빠서 아이 얼굴도 제대로 못 보고 도망치듯 출근하고, 퇴근해선 저녁 먹이고 씻기고 재우기도 버겁다. 저녁 시간에 짬짬이 나누는 대화 몇 마디가 전부이니 늘 미안하다. 그런 것들이 자꾸 상기된다. 정서적으로 잘 키우고 있는 걸까. 더 잘하는 방법은 없을까, 불안감이 커진다. 미숙한 엄마는 고민이 깊다.

아침마다 이별하는 엄마

"엄마 바보얏!"

아침 7시 여느 때처럼 출근 준비로 정신없는 내 뒤통수로 날아든 아이의 한마디에 멈칫 놀라 고개를 돌려 아이를 쳐다보니 눈물이 그렁그렁한 눈으로 나를 올려다본다.

'바보….' 아이로서는 최고의 강수를 둔 것임을 알지만 이런 아이의 마음을 어루만져 줄 여유가 없다. 미안함과 안타까운 마음에 괜히 "엄마한테 그럼 못써!" 라고 맘에도 없는 말을 내뱉는다.

신발을 신기 위해 현관으로 향하는데 아이가 이번에는 좀 더 감성적인 접근을 시도한다.

"곰 떼마리가 한집에 이떠~ 엄마곰 아빠곰 애끼곰~"

신통찮은 발음이지만 자기와 함께 해달라는 간절한 열망이 묻어난다. 하지만 벌써 머리에는 오늘 해야 할 일이 파노라마처럼 펼쳐진다.

오늘 하루도 함께 있어줄 수 없음을 나도 알고 아이도 안다. 결국 아이의 노래가 채 끝나기도 전에 서둘러 현관문을 나서며 말한다.

"엄마 다녀올게~ 사랑해~"

출근길 머릿속이 복잡하다.

'노래 듣는 데 몇 분이나 걸린다고…'

고작 다섯 살짜리 아이에게 서른을 훌쩍 넘긴 엄마는 언제나 이해해달라는 말밖에 할 수가 없다. 대체 누가 누구한테 이해를 구하는 건지….

아이는 "엄마~" 하고 계속 나를 찾고 있을 텐데 말이다.

오늘도 차창 밖으로 일하는 엄마들이 지나간다. 매일 아침 아이에 대한 미안함을 어깨에 짊어지고 나쁜 엄마가 된 채 일터로 향하는 우리들….

"아빠 힘내세요!" 하는 노래도 있는데 왜 생계와 양육과 가사를 동시에 짊어진 우리들을 위한 응원가는 없는 걸까? 그저 주어진 삶의 역할에 그 누구보다 최선을 다해 성실히 살아가고 싶을 뿐인데 왜 우리는 자기만 아는 이기적인 사람으로 여겨질까?

이런 생각으로 멍하게 있을 때 전화가 왔다. 시끄러운 전철 안에서도 너무도 잘 알아들을 수 있는 목소리, 바보 아들이다!

"엄마 미안해요…. 사랑해요, 힘내세요! 응? 뭐라고 말하라고?"

돌봐주시는 이모가 시켜서 억지로 한 것 같다. 그런데 이상하게 눈물이 난다.

분명 아이는 자기 하는 말이 어떤 의미인지도 모르면서 이모가 시킨 말을 앵무새처럼 따라 한 것임에도 불구하고 눈물이 난다.

그래…. 진심이건 아니건 그 한마디 "힘내!"라는 말이 정말 내가 듣고 싶었던 거구나 하는 생각이 스쳤다.

창가에 눈물 섞인 내 얼굴과 더불어 이 땅의 수많은 아침마다 이별하는 엄마들의 얼굴이 비쳤다. 우리에게 필요한건 정말 단순하고 소박한 한마디 "힘내라."라는 말이었다.

이 시간, 저와 함께 만원 버스나 지하철에 몸을 실은 이 땅의 모든 아침의 이별을 경험하는 엄마들이여~

힘내세요! 이 쉽지만 어려운 말로 여러분을 응원합니다!

> "아침마다 이별하는 엄마,
> 대한민국의 모든 워킹맘들,
> 오늘하루도 파이팅입니다."

《포커스(Focus)》라는 일일신문이 있다. 지하철역 입구나 버스정류장 근처에서 아침마다 무료로 배포되는 신문이다. 지금도 배포되는지 모르겠지만, 거기에 어떤 일하는 엄마가 사비로 낸 광고라고 한다. 2009년에 낸 광고다. 일하는 엄마라면 한 번쯤 경험해본 이야기이고, 100% 공감한다. 우리도 예외는 아니었다. 아들이 서너 살 때는 회사 출근하는 엄마, 아빠와의 이별이 서글퍼 울면서 아침을 시작했다. 아들이 자는 틈에 몰래 나와야 하는데, 출근 시간을 귀

신같이 알고 눈을 뜬다. 조금 더 큰 후엔 물론 웃으며 헤어졌지만. 지금도 그때 생각을 하면 코끝이 찡하다. 심각하게 회사 그만두는 걸 고민했던 기억이 난다.

2009년에서 10년 가까이 지난 지금도, 워킹맘의 아침은 크게 다르지 않다. 아침마다 벌어지는 눈물 없이는 보기 힘든 광경이다.

02

두발자전거 도전 1

2007년 9월 29일 토요일, 아들은 일곱 살.

아들 또래의 아이들이 두발자전거를 거침없이 타기에 네발자전거 주연이도 보조바퀴를 떼어내고 두 발에 도전해보기로 했다. 자신보다 어린애들이 두발자전거를 타는 게 부럽기도 하고 자존심 상하기도 했었나 보다. 두발자전거를 타겠다고 고집을 부렸다. 널찍한 학교 운동장이 연습무대다.

아빠와 엄마가 뒤에서 번갈아 잡아주며 연습을 시킨다. 요령만 몸에 익히면 금방 떼지 않을까 하는 근거 없는 희망으로 우습게 봤다. 한 번, 두 번 굴러가는가 싶더니 꽈당, 넘어진다. 비슷한 상황이 몇 차례 반복되었다. 당연한 일이다. 네발자전거는 그저 발만 움직이면 앞으로 가지만, 두발자전거는 균형감각이 필요하다. 뭔가를 새로 익힐 때 겪는 일이다. 자전거를 배울 때는 누구나 연습과 훈련이 필요하다.

운동신경이 뛰어난 사람도 최소한의 적응기간이 필요하다.

넘어지고 일어서고 다시 넘어지고를 반복한다. 힘든 건 엄마, 아빠인데 아들이 짜증낸다. 자기 자신이 못하는 것에 대해 절대 인정하지 않는 얼굴로 누구한테인지 모를 화가 나 있었다. 곧 울 것 같은 표정에 짜증과 화가 한가득이다. 그걸 지켜보는 엄마, 아빠도 슬슬 짜증이 나고 기분이 나빠지기 시작한다.

다시 시도, 꽈당. 또 시도, 꽈당. 휘청이며 발을 떼고 바퀴가 두 번을 회전하지 못한 채 넘어진다. 드디어 울음이 터졌다.

큰 소리로 짜증 섞인 울음이 시작되고, 아빠의 인내심도 바닥을 드러낸다. 자전거를 탈 줄 아는 나도 말로 설명하기는 좀 애매했다. 몸이 기억하는 동작을 이렇게 해봐라, 저렇게 해봐라 조언하지만 자전거가 익숙하지 않은 아들은 여전히 헤맨다.

매사에 칭찬을 많이 들어온 주연이는 못하는 것, 자신 없는 것, 안 되는 것, 이런 것들은 익숙하지 않다. 그래서 더 속상한 모양이다. 역시 몸으로 하는 건 서툴다. 자신 없고 잘 못하는 것은 포기가 빠른 아들인데, 자전거 타기도 관둔다고 하면 어쩌지, 벌써부터 걱정이다.

나도 어릴 때 자전거를 어렵게 뗐다. 시골 친척집에 있는 어른용 키 큰 자전거로 배워서 더 무섭고 어려웠다. 사촌오빠가 가르쳐줬는데 끝내 포기했다. 그 뒤로도 한참 시간이 흐른 뒤에 자전거를 익혔다. 지금도 잘 타는 건 아니다. 남들은 한 손을 놓고 타고, 두 손 다 떼고도 타는데 난 여전히 두 손을 꼭 잡고 탄다. 자전거 주행 중에 머리라도 쓸어 넘길라치면 여지없이 비틀거린다.

처음부터 모든 걸 잘할 수는 없다. 실패도 절망도 한번쯤은 겪어야 할 몫인데 이걸 어떻게 넘기지? 모든 걸 처음부터 완벽하게 해낸다면 얼마나 좋을까. 하지만 삶에서 얻는 대부분은 연습과 훈련을 통해 기를 수 있는 것들이다. 지루하고 힘든 과정이 생략된 채 얻어지는 것은 아무것도 없다.

실패해도 일어나 다시 도전하면 되는데, 이걸 어떻게 알려줘야 할까?

나 주연아, 처음부터 다 잘하는 사람은 없어. 뭐든 다 잘하면 신이지. 그리고 주연인 아직 꼬마잖아. 어린이는 키도 작고 다리도 튼튼하지 못해서 자전거가 힘들 수 있어. 엄마도 어릴 때 자전거 배우면서 엄청 넘어졌어. 무릎이랑 엉덩이랑 너무 아프고 또 넘어질까 무서워서 포기했었어. 그러다 몇 년 지나고 다시 도전했는데, 그때도 너~무 힘든 거야. 근데, 확실한 건 연습할수록 조금씩 나아진다는 거지. 페달을 시간이 지날수록 한 번에 더 많이 밟게 되는 순간이 와. 너무 급하게 생각하지 말자, 응?

알아들었는지, 어쩐지 반응 없이 가만히 듣고만 있다. 작은 저 머릿속으로 어떤 생각들이 오가는 걸까. 속 시원하게 생각들을 말해주면 좋겠는데 끝내 입은 열리지 않는다. 표정은 여전히 화가 나고 흥분되어 있다.

03

두발자전거 도전 2

2007년 10월 3일 개천절, 두발자전거 두 번째 도전의 날!

지난 토요일 도전 이후 인성교육, 정신교육(!)을 많이 했다. 그 결과인지 아들의 마음가짐이 달라져 있다.

오늘은 싱글싱글 웃으면서 도전한다. 초반엔 첫째 날과 비슷했다. 도전하고 넘어지고 다시 시도, 또 넘어지곤 했다. 그러다 조금씩 진도가 나가기 시작했다. 5미터, 10미터, 30미터⋯ 조금씩 혼자 타는 시간이 늘어나고 여전히 비틀거리지만 직진은 하고 있다.

가는 거리가 조금씩 길어지면서 20여 분 후엔 뒤에서 잡아주지 않아도 앞으로 갈 수 있게 됐다. 놀라웠다. 자전거 타는 재미에 조금씩 맛들기 시작한다. 뭐든 처음이 힘들지 익숙해지면 괜찮아진다.

물론 넘어졌다. 한번은 오래 안 넘어지는가 싶다가도 다시 제자리인 것 같고,

다시 시도해서는 또 길게 타고는 한다. 하지만 지난번처럼 짜증을 내지는 않았고, 울지도 않았다. 넘어지면 장난치는 여유까지도 생겼다.

아들 어? 손에 모래가 묻었네. 모래가 손에 묻었네. 하하.

억지웃음이기는 했지만 아들은 노력하고 있었다. 자신의 감정을 들키지 않으려는 모습이 짠했다. 부모에게도 속내를 안 보이면 그 많은 감정을 어떻게 해소하나 싶어 걱정스럽기도 했다.

'짜증 안 내기, 화 안 내기'로 자기 세뇌를 하는 듯 보였다. 마음을 단단히 먹은 모양이다. 일주일도 채 안 된 사이에 달라진 모습이다.

혼자서 두발자전거를 타는 모습에 잠시 콧날이 시큰해졌다. 이렇게 한 고비가 넘어가는가 싶어서 안심도 되었다. 지난번에 아들한테는 좋게 얘기했지만, 나는 좀 심각하게 받아들였었다. 실패를 인정하지 못하는 아들을 어떻게 해야 할까 싶어서다.

실패의 경험을 거의 처음 하는 터라 맞닥뜨린 고비였다. '실패경험'이라는 고비가 상처나 고통이 아니라 누구나 실수할 수 있고, 살면서 거쳐야 하는 '필요악' 같은 걸로 인식하면 좋겠다. 첫 실패의 경험을 성인이 돼서 하는 것과 아이일 때 하는 것은 큰 차이가 있다. 아이일 때 자잘한 실패를 통해 한 뼘 더 성장하는 기회로 삼았으면 좋겠다. 우리는 사실 실패에서 더 많은 걸 배운다.

애써 명랑한 척 연기하는 아들. 자전거 위에서 점점 앞으로 가는 시간이 늘수록 연기가 아니라 진짜 재밌어 하기 시작한다.

'벌써 이렇게 또 컸구나.'

아이는 계속 크고 있다. 몸도 마음도 이러면서 성장하는 거겠지 싶었다.

작은 실수도 없이 평탄한 인생을 살아 어른이 된 친구가 있고, 자라면서 자잘한 실수를 하며 인간은 누구나 실수할 수 있는 존재라는 걸 자각한 친구가 있다고 치자. 어떤 친구가 삶의 만족도나 행복이 클까?

어른이 되어 첫 실수를 경험하면, 자신의 실패를 인정하지 못한다.

"내가 실수를 하다니, 어떻게 이런 일이 생겨?"

"이건 말도 안 돼, 실패라니?"

전자의 아이는 이런 마음을 먹는다는 게 쉽지 않다. 경험이 없으니 그저 실패를 받아들일 수 없고, 인정해야 하는 일에 긴 시간 동안 감정을 소비하고 있을 테다. 후자의 아이는, "아이고, 떨어졌네. 어쩔 수 없지 뭐. 다음번엔 더 잘해야지" 하며 아쉽지만 그럴 수 있는 일로 여기고 다음을 기약한다.

인간은 완벽하지 않다. 언제 어느 때든 실수할 수 있는 불완전한 존재다. 어린 나이에 실수하는 게 더 낫다. 실패를 경험해도 젊은 나이일수록 다시 일어설 수 있는 기회가 더 많다. 그걸 알려주고 싶다.

이번 연습을 통해 '실패해도 괜찮다'는 걸 깨달았으면 한다.

실패는 해도 괜찮지만, 최선을 다하지 않는 건 나쁘다. 최선을 다했는데 결과가 안 좋은 건 어쩔 수 없다. 위로받고 오히려 칭찬받을 일이다.

04

아들의 덜렁대는 성격

2013년 2월 15일, 종업식 겸 봄방학 날.

오늘은 종업식이다. 초등학교 5학년이 정말로 끝나는 날이다.

아침에 늦게까지 이불 속에서 게으름을 피우던 아들. 아침마다 아들을 깨우는 게 중요한 일과가 되었다.

나 얼른 일어나! 이제 진짜 일어날 시간이야.

나 아직이야? 안돼~에~ 일어나, 어서.

겨우 깨워 함께 아침을 먹고 옷 입고 가방 정돈까지 하고 출발하려는 찰나다. 아들의 머릿속에 한 가지 생각이 떠오른 모양이다. 엄마의 서명이 필요한 가정통신문을 찾는다. 오늘은 '꼭' 가져가야 한다며 열심히 찾는다. 허둥대며

이 방 저 방을 뛰어다니며 찾는다.

'그렇게 급하고 중요한 거면 미리미리 챙겼어야지' 하는 잔소리가 목구멍까지 올라온다. '아침이니까, 참자. 기분 좋게 시작해야지' 꾹꾹 눌러 참는다.

시간이 계속 지체되어 함께 찾아봤지만 나오지 않는다. 얼마나 꽁꽁 숨었는지 도저히 못 찾겠다. 시간은 점점 흐르고, 8시 40분까지 등교여서 더 이상은 양보할 수 없는 시간이다. 그냥 집을 나섰다. 학교 가는 길에 신호등을 하나 건너야 하는데, 신호등까지 걷는 길에 계속 짜증을 부린다.

나 왜 엄마한테 짜증내? 엄마가 잘못한 거야?

그 뒤로는 짜증을 부리진 않았지만 표정은 숨길 수 없다. 자신한테 짜증이 난 걸까?

헤어져서 출근하는 길, 내내 마음이 불편하다. 계속 신경 쓰인다.

'심하게 혼났나?', '학교 홈페이지에 좀 들어가봐야겠다', '프린트해서 제출할 수 있는 거면 저녁에라도 준비해놔야겠다' 그런 생각들을 하고 있었다.

사무실에 들어와 조금 있으려니 핸드폰이 울린다. 핸드폰 액정화면에 '오승명 선생님'이라고 발신자 이름이 뜬다. 담임선생님이시다.

'헉! 뭔 일이지?'

전화를 받으니 아들이다.

아들 엄마! 수학여행지 어디가 좋겠어요? 경기도? 강원도?

나 그것만 선택하면 되는 거야? 너는 어디 가고 싶은데?

아들 나? 나는 강원도.

나 그래? 그럼 강원도에 한 표 해!

아들 알았어요. 안전히 오세요.

목소리는 혼난 것 같지도 않고, 막 기분 좋은 목소리도 아니다. 덤덤한 목소리다. 별일 없었겠지?

언제부턴가 전화 끊을 때 마지막 인사가 언제나 '안전히 오세요'다. 이런 인사말도 학교에서 교육받은 걸까? 처음 들었을 땐 심쿵~ 했다. 쪼그만 아들도 '엄마의 안전한 귀가를 걱정하는구나' 싶어 감동했었다. 그런데 지금은 자주 들었던 말이라 마음에 물결이 일지는 않는다. 아침에는 어울리지 않는 인사말이기도 하다. 지금 막 출근했는데.

그래도 한시름 마음이 놓였다. 아침에 그렇게 찾았던 가정통신문이 수학여행지 선택하는 거였나 보다. 이것으로 제출해야 할 통신문은 끝난 거겠지? 정신없이 시작된 하루에 영혼이 털린 느낌이다.

이렇게 하루하루 바쁘게, 정신없게, 얼렁뚱땅 지나가는 게 아이 키우는 일인가 싶기도 하다. 내가 전업주부였으면 이런 일이 없었을까? 내 선택으로 아이가 피해를 보고 있는 건 아닐까 우려되었지만, 문제가 해결된 지금은 그저 마음이 편안하다. 미안한 마음 따위 저 멀리로 가버렸다. 일하는 엄마가 아이를 더 독립적이고 홀로 설 수 있는 습관을 들인다고 믿고 싶다.

오늘을 계기로 챙겨야 할 게 있으면 잘 챙기는 아들이기를 바란다.

05

피아노 관두면 안 돼요?

2009년 12월, 아들은 초등학교 2학년.

아들이 아빠에게 손편지를 썼다. 아침저녁으로 얼굴 보는 사이인데 웬 편지인가 했다. 알고 보니 학교에서 누군가에게 편지 쓰는 시간이 있었는데 그 시간을 이용해 썼다고 한다. 헌데, 단순히 시간을 채우기 위해 쓴 편지는 아닌 것 같다. 편지 속에 뼈가 있다.

안녕하세요. 저 주연이에요.

제가 부탁드리고 싶은 것이 있어요.

저는 피아노가 어려워요. 왜냐하면 매일 어려운 악보만 쳐보라고 하시잖아요.

그리고 피아노를 치고 나면 손가락이 아프고 매일 어려운 악보만 보니 머리가 어지러워요.

학원 선생님들은 대체로 아들을 예뻐했다. 이해가 빠르고 수업태도가 좋다고 했다. 피아노 선생님은 전화보다는 간단한 편지를 이용해 아들 편에 소식을 전해주셨는데, 아들이 피아노를 잘 친다고 했다. 글은 정제된 텍스트라 감정을 알아채기는 어렵다. 그냥 하시는 말씀인지도 모르지만 나는 그 말이 칭찬으로 들렸다. 피아노를 배운 게 유치원 때부터였으니 4년이 넘었다. 객관적인 수준은 모르지만 잘 치는 줄 알았다. 피아노를 즐기는 줄 알았는데 이런 편지를 받았다. 우리 부부에게는 충격이었다.

아들에게 피아노를 강요했나 보다. '캐논 변주곡'을 쳐보라고 몇 번 말한 적이 있었는데, 그것 때문인가 마음에 걸린다. 더듬더듬 매끄럽진 않았지만 제법 귀에 듣기 좋았다. 팔은 안으로 굽는다는 말이 있다. 우리 눈에는 아들이 실수해도 마냥 좋았다. 뭔가를 배워온 결과물을 선보이는 시간이라 그냥 흐뭇하게 봤다. 내가 피아노를 못 치기 때문에 더 좋아 보이기도 했다.

그냥 계속 듣고 싶어 '앙코르'를 요청한 건데 그게 부담이었고 시험무대처럼 느꼈나 보다. 아들한테 미안했다. 아들이 힘들어하는 것도 모르고, 강요까지 하고 있었다니. 피아노 말고 또 뭔가를 무의식중에 강요하고 있는 건 아닌지 걱정되었다.

앞으로는 연주하고 싶을 때만 치라고 하면서 학원도 그만두기로 협의가 되었다. 학원 선생님께 학원을 끊는다는 말을 제일 하기 힘든데, 좋게 얘기도 잘 했다. 이번 일을 계기로 언제든 자신의 의견을 자유롭게 말하고, 상식적이고 이해되는 수준이면 부모는 따라준다는 점을 기억했으면 좋겠다. 이 일이 그 첫 발걸음이라고 생각한다. 앞으로도 서로 대화를 통해 오해 없이 평화롭게 해결해 나갔으면 한다.

06

아들의 생일

2014년 3월, 아들은 중학교 1학년.

어제 퇴근 무렵, 반가운 전화를 받았다.

휴대폰 액정에 귀여운 사진과 함께 'energy'라고 발신자가 뜬다. 아들이다. 중학교 입학식에 다녀와 친구 집에서 놀다가 그제야 집으로 들어가는 길이라 했다. 월요일엔 특별한 스케줄이 없던 터라 노는 시간이 길었다. 전화를 잘하지 않는 아들이긴 하지만 가끔 이렇게 전화를 걸어온다. 이유 없이 전화해서 학교에서의 에피소드를 들려주기도 하지만 대부분은 용건이 있는 경우가 많다.

어제의 전화는 학교에서 가져오라는 준비물 리스트를 알려주는 전화였다. 아들 스스로 준비하기 어려운 것들이다.

등본 1통, 가족관계증명서 1통, 반명함 사진 3매

갑자기 화가 났다. 6시 넘어 전화해서는 며칠 여유가 있지도 않고 당장 내일까지 가져가야 한다면서 아들은 천하태평이었다. 부랴부랴 껐던 컴퓨터를 켜서 등본은 출력했지만 가족관계 증명서는 프린터로 안 되는 서류란다. 주민센터에 가거나 몇 군데에 비치된 무인발급기를 이용해야 했다.

무인발급기 위치를 확인하니 다행히 수원역에 하나 있다. 헉. 그런데 이용시간이 오전 9시부터 오후 6시로 정해져 있다. 왜? 왜 이 서류만 발급조건이 까다롭지? 잠깐 의아했으나 이유를 아는 게 뭐 중요할까. 나름대로 이유가 있겠지. 당장 필요한데 방법이 없다. 어쩔 수 없지. 사진은 교복 입고 가서 찍으라고 해놨고, 등본은 준비했고, 나머지 서류만 하루 늦게 제출하는 수밖에.

아무튼 오늘은 물 건너 간 서류다. 답이 없는 고민은 일찌감치 포기해야 한다. 등교 둘째 날부터 어긋나는 느낌이다. 첫 인상이 중요한데 담임선생님 눈 밖에 나는 게 아닐까 걱정된다. 중학생이 되니 뭔가 바뀐 것 같다. 초등학교 때는 무슨 서류든 제출일정이 이렇게 촉박하진 않았는데. 마음가짐이 달라진다. 신경 써야 할 일이 많을 것 같은 느낌이다.

사진을 찍고 왔다는 아들 전화에 대고 싫은 소리를 좀 했다. 미리 말했으면 잠깐 외출해서라도 서류를 떼어났을 텐데 하는 아쉬움이 잔소리를 불렀다. 전화를 끊고 생각하니 3월 3일, 아들의 생일이었다. 좋은 얘기로 타일렀어도 충분하지 않았나 후회가 밀려왔다. 아직 어린애인데, 친구랑 노느라 잊어버릴 수도 있는데. 어른의 기대치를 아들에게도 들이댄 건 아닌지 후회했다.

과거의 나였다면 후회하는 데까지 시간이 오래 걸렸다. 휴지를 쓰레기통에 버리듯, 부정적인 감정을 쏟아내기에만 바빴다. 상대에 대한 배려보다는 내 감정 해소에만 급급했을 것이다. 나이가 들어서인지, 독서의 내공이 쌓여서인지 후회의 시간이 짧게 다가왔다. 워킹맘의 아들로 살면서 다른 아이에 비해 손해가 더 많았을 텐데, 긍정적으로 먼저 생각하지 못한 짧은 생각에 자책했다. '세 개 중에 두 개는 완료했네. 3분의 2는 준비완료'라는 긍정적인 평가로 마음을 편하게 해줄 수도 있었을 텐데 준비하지 못한 3분의 1에 초점을 맞춰 싫은 소리를 했구나 싶어 반성했다. 화를 내도, 화를 내지 않아도 결과는 정해져 있었다.

집에 퇴근해서도 아들의 수난은 이어졌다. 아빠 안경을 부주의해서 깨트릴 뻔했고, '버럭' 하는 아빠의 야단을 맞아야 했다. 오래 야단친 것은 아니었지만 화가 난 상태가 분명한 아빠의 침묵이 이어졌다. 남편도 힘든 하루를 겪고 왔는지 피곤해보였다. 유난히 길어지는 침묵 속에 눈치 보는 상황이 이어지고 분위기는 북극의 추위만큼 냉랭해졌다.

하필이면 오늘, 충분히 화기애애해야 할 아들의 생일에 이런 일이 생기다니.

07

아들의 근황

2017년, 고등학교 1학년.

아들이 기숙사로 들어간 지 석 달이 지났다. 한 계절을 보냈고, 두 번째 계절을 지나는 중이다. 그동안 집에는 두 번 다녀갔고, 우리가 두세 번 내려가서 얼굴을 보고 왔다. 가끔 문자나 메신저로 필요한 대화를 나누고, 통화는 가끔 한다. 하루의 일과가 끝나는 자정 즈음에 잠깐 통화가 가능하다.

그 시간마저도 하루 중에 쉴 수 있는 유일한 시간이라 자주 하지는 않게 된다. 하루 종일 피곤했을 텐데, 친구들과의 밀린 수다에 방해가 될까 싶은 생각에서다. 가끔 통화를 하고 나면 마음이 답답하고 고민이 시작된다.

나 오늘 하루 어땠어? 잘 지냈어?

아들 아니요, 못 지냈어요.

심장에 바위 하나가 떨어진다.

나 왜? 무슨 일 있었어?

아들 공부를 많이 못했어요.

진심으로 우울한지 목소리가 작다. 잘하는 아이들 틈에서 스트레스 받는가 싶어 이런저런 생각에 소설을 썼다, 지웠다 한다. 잘해야 한다는 압박을 끊임없이 받나 보다. 옆을 봐도, 뒤를 봐도 모두 공부벌레들이니 긴장감이 자연스레 몸에 스며드나 보다.

이제 3개월이 지났을 뿐인데, 3년을 어떻게 버티지? 버틸 수 있을까? 마음이 아프다. 다른 날은 '영어 학원을 갈까, 말까?'로 고민 중인 듯 보였다. 문자 메시지가 근소한 차이로 도착한다.

영어가 부족한가? 이전에 쓰던 소설 시나리오는 새로운 시나리오로 전격 교체되면서 머릿속이 다시 바빠진다.

처음 아이를 전주에 떼어 놓고서는 내 감정에만 충실했다.

'아들 보고 싶다. 자주 얼굴 좀 보여주지', '쳇, 엄마, 아빠는 안중에도 없구만', '친구밖에 모르는 무심한 아들' 했었다. 그러다 영어학원 얘기를 듣고 '더 적응 못하고 힘들다고 집에 온다고 하면 어쩌지?' 덜컥 겁이 났다.

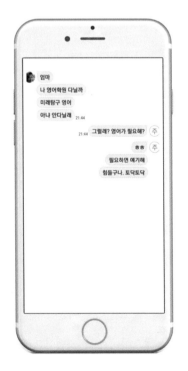

'수원에서야 상위에서 놀았지, 거기서는 중간이나 중하위에서 지낼 확률이 높은데, 자존감 떨어지고 자신감이 추락하면 어쩌지?' 그런 시나리오로 소설이 채워졌다. 불안하고 초조했다.

그러다 다시 통화를 하고, 그런 우려를 표현하면 쿨~하게 잘 지낸다고 얘기 한다. 나를 안심시키기 위해서인지 작은 에피소드를 들려준다. 야간 자율학습 시간에 짝꿍과 수학문제 먼저 풀기 시합을 한다고 했다. 짝꿍이 먼저 풀어 자기가 시합에서 졌다고 억울하고 분하단다. 둘 다 정답을 맞히진 못했다며 아쉬워했고, 간발의 차이로 자기가 져서 다음엔 꼭 이기겠다는 승부욕을 드러내기도 했다. 말하는 톤에서 즐거움이 묻어난다.

다시 마음에 평화가 찾아온다. '재미있게 잘 지내고 있구나' 하고 안도가 된다. 아들과의 짧은 통화로 며칠의 희비가 결정된다.

아들과의 밀당에서 매번 진다. 아들이 떡밥을 던져주고 낚시질을 하면 나는 덥석덥석 물고 만다. 아들은 의도하지 않았던 떡밥이라도, 낚여서 이리저리 끌려 다닌다. 아팠다가 쓰라렸다가 기뻤다가 한다.

08

자신의 감정 표현하기

회사에서 1년에 두 차례 임직원 자녀를 위한 사내교육이 있다.

여름방학과 겨울방학 때 하는 영어캠프나 자기주도학습 같은 프로그램이다. 참여하고픈 사람이 많아 경쟁률이 높은 편이다. 정확하게 어떤 교육이었는지 기억에 없지만, 자기주도학습이나 공부길라잡이 같은 프로그램이었다. 아주대학교 교수와 대학원생들이 이틀 동안 스무 명의 아이들과 함께하는 교육이었다. 첫날과 둘째 날 아이를 교육장에 데려다 놓고 부모는 일하러 간다. 아이들 교육도 퇴근시간과 비슷하게 끝나고, 아이와 함께 귀가하는 일정이었다.

마지막 날엔 부모를 대상으로 30분가량 강연을 한다. 아이들은 옆방으로 이동시키고 부모만 남긴다. 아이가 앉은 자리에 부모가 대신 앉아 강의를 듣는다. 강의 말미에는 조별로 담당선생님이 부모에게 최종 브리핑한다. 이틀 동안 아이 한 명, 한 명 관찰한 결과를 알려주고, 교육시간에 검사한 결과도 나눠준다. 집에 가서 차분히 보라고 하면서 보는 방법을 설명해주신다.

조별로 동그랗게 얼굴을 맞대고 앉아 선생님의 의견을 듣는다. 누군가 질문을 하면 성의 있게 답변해준다. 끝날 즈음 되니 자연스럽게 시계방향으로 돌면서 자신의 아이에 대해 묻는다. 그러면 짤막하게 장점과 우려되는 점을 섞어서 말해준다.

아이를 객관적으로 판단하기 어려운 부모에게 큰 도움이 되는 조언이다. 주연이 차례가 왔다. 아들은 수업태도가 좋고, 친구들과도 갈등 없이 잘 지낸다고 했다. 자기 의견을 이해시키려고 고집하지 않고 타인의 의견도 배려하면서 잘 따라준다고 했다. 단점도 알려줬는데 조금 갸우뚱했다. 아이가 자신의 감정표현을 잘 안 한다는 거였다. 평소에는 생각지 못했던 부분이어서 조금 의아했다. 선생님은 어떤 결과를 보여주면서 감정표현에 대해 부족한 수치를 짚어준다.

그렇게 생각하니 그런 것 같기도 하다. 평소에 '착한 아들', '말 잘 듣는 아들'이었다. 고집을 부리다가도 조곤조곤 설명하면 이해한 듯 결정을 바꾸기도 했었다. 꾀가 나는 날도 있을 테고, 공부하기 싫은 날도 있었을 텐데, 그런 싫은 내색을 잘 안 한다. 또 친구들 얘기, 선생님 얘기를 신나게 하다가도 어른이 안 좋게 한마디 하면 말꼬리를 감추고 다른 주제로 쉽게 넘어가곤 했다. 조그만 머릿속에 필터가 작동하는 듯 느꼈다. 부모에게 공개해도 되는지 내부필터를 통과시켜 공개해도 된다고 판단한 것들만 얘기해주는 것 같았다.

전문가의 의견을 듣고 마음이 아팠다. 평소에 내 행동과 남편의 언행을 점검했다. 남편은 성격이 급하다. 문제가 생기면 해결해야 직성이 풀린다. 이런 성격은 좋은 점이 많다. 일처리가 빠르고 문제가 금방 해결되니 오래 고민할 필요가 없다. 스트레스 받는 시간이 짧다. 판단이 빠르고 결정을 실행에 옮기는 것도 신속하다. 그러나 모든 상황에 들어맞지는 않는다. 언제든 예외는 생기는 법이다.

한번은 아들이 오랜만에 학교 친구들과의 일화를 얘기하다 한 친구를 나쁘게 말한 적이 있었다. 아들이 그 친구한테 괴롭힘을 당하고 몇 번 맞기도 했다는 것이다. 처음엔 깜짝 놀랐는데, 아들의 표정은 아무렇지 않다. 과거에 잠깐 있었던 일이고 심각한 상황은 아닌 듯했다. 그러나 남편은 대번에 그 말을 낚아챈다.

> 남편 넌 그냥 얻어맞고만 있었어?
> 남편 선생님한테 얘기했어? 그런 건 선생님한테 일러야지.
> 남편 담임한테 얘기해도 안 되면 교장선생님한테 얘기하면 돼.
> 남편 아빠가 전화해줄까?
> 남편 내일 전화해줄게. 여보, 담임선생님 휴대폰 번호 불러 봐.

남편은 생각할수록 화가 나는 모양이었다. 집안 분위기가 싸늘하게 식고 있었다.

남편이 이해 안 가는 건 아니다. 하나뿐인 아들이 학교에서 안 좋은 친구에게 괴롭힘을 당한다고 생각하니 당연히 화나고 열 받는 일이다. 신문에서 읽고 뉴스에서 본 왕따니, 학교폭력이니 무서운 단어가 떠올랐을 테다. 상상력은 자꾸 커지고, 최악의 시나리오가 그려지면서 뚜껑이 열린 것이다.

아이에게는 별 대수롭지 않은 상황이었지만, 현장에 있지 않았던 부모는 확대 해석하게 된다. 아들은 일이 커진다고 느꼈고, 얼굴이 울상이 되었다. '아차! 잘못 얘기했구나!' 싶었을 거다. 그 뒤로 그런 비슷한 이야기를 듣지 못했다. 그 얘기를 상담선생님께 들려드렸다.

> 선생님 그런 경우엔 가만히 대수롭지 않게 들어주셔야 해요.

그렇구나!

선생님 마음에 동요가 없는 듯 대응하시고, 문제가 큰 상황이면 나중에 선생님을 따로 찾아가서 해결하시는 편이 좋습니다.

선생님 아이가 편하게 감정을 표현하도록 분위기를 만들어줘야 해요.

선생님 자신의 감정을 표현하지 않고 속으로 삭히게 되면, 이게 쌓여서 어떤 부정적인 것으로 나타날지 모릅니다.

그 뒤로는 선생님의 조언을 기억하고 대화할 때 조심하려고 노력한다. 아이가 감정을 드러낼 때는 조용히 들어주고, 때론 함께 욕해주며 공감해주려고 한다. '엄마한테는 얘기해도 되는구나' 싶은 마음이 들도록 대화할 때 신경 쓰는 부분이다.

감정을 드러낼 때는 아이가 나아진 거라고 생각해 고맙기까지 했다.

아이는 계속 성장하고 있고, 지금도 자아가 만들어지는 중이다. 나 스스로도 성숙하지 않은 어른이라 내가 하는 말 한마디, 행동 하나가 어떤 영향을 끼칠지 불안하다. 오늘은 이렇게 말했다가 내일은 다시 번복하기도 하는, 여전히 서툴고 어설프다. 동일한 사건에 대해서는 내 컨디션이나 주변 상황에 따라 영향 받지 않고 일관되게 행동하려고 부단히 노력 중이다. 같은 실수는 반복하지 않아야 한다는 게 평소의 생각이다. 아이를 키우는 일에도 적용되어야 할 원칙이다.

09

욕을 1등으로 잘할 필요는 없잖아?

    부모에게 아이는 '부모-자식' 관계가 전부다. 다른 사람과의 관계나 다른 사람 앞에서 어떻게 행동하는지, 어떤 말을 하는지 알 수가 없다.

    어린이집이나 유치원, 학교에서 생활하는 아이를 관찰할 기회는 거의 없다. 아이가 활동하는 사회에서 활동적인지, 내성적인지, 자신감 있는 아이인지, 수줍음이 많은지 알 수 없다. 집에서 보이는 아들은 자신감 있고 활동적이고 큰 고집을 부리지 않는 선한 아이다. 그런 모습이 사회에서도 똑같을지 궁금했다. 가끔 선생님께 듣는 이야기가 전부인데, 선생님들은 좋은 이야기만 해주는 경향이 있다.

    워킹맘인 나는 아들이 더 궁금했다. 친구들과 있을 때의 모습, 수업시간에 참여하는 모습이 궁금했다. 퇴근해서 짧은 저녁 시간에만 얼굴을 마주 볼 수 있으니 하루를 어떻게 살아내고 있는지도 알고 싶었다. 물어봐도 자세하게 재잘대지 않는다. 말로 알아낼 수 있는 정보에는 한계가 있었다.

초등학생이 되니 이따금 집에 친구들을 데리고 온다. 평일에는 물론이고 주말에도 데려온다. 관찰할 기회가 생기니 오히려 친구 데려오는 일을 장려한다.

나 오늘은 친구들 놀러 안 와?

격주로 토요일에 등교한다. 하굣길에 아들을 마중 나갔다가 자연스럽게 친구를 데려오기도 한다. 아들을 관찰하려는 목적도 있지만, 일하는 엄마여서 아들과 친구들에게 간식 챙겨주는 일에 소홀하다는 죄책감이 있다. 종종 친구 집에서 간식을 얻어먹었다는 아들의 말에 은혜를 갚을 시간이라고도 생각했다.

초등학교 3~4학년쯤이었는데, 남자친구만 셋이 한 방에 모였다. 또래답게 모두 스마트폰을 들고 게임에 빠져 있다. 각자의 휴대폰으로 같은 게임에 접속해서 하는 네트워크 게임이었는데, 서로 상대에게 뭔가를 요구하며 신나게 떠든다.

아들 세현아, 나 있는 대로 와, 빨리. 빨리 와봐. 쫌 도와줘.

친구 태현아, 나 미네랄 좀 줘봐.

친구 미쳤냐. 나도 없고, 있어도 못 주지~이. 미네랄 구하기 얼마나 힘든데.

친구 치사한 놈.

따로 엿듣지 않아도 흥분한 아이들의 목소리가 문밖으로 새어 나온다. 아들 방에서 함께 어울리고 싶지만, 부담스러워할까 봐 드나들 핑계를 찾아가며 가능한 노출 시간을 늘린다. 한 번, 두 번, 하루, 이틀. 꽤 오랜 시간 공들여 낯을 익히고 잔소리 안 하는 아줌마, 편한 아줌마 이미지를 쌓아갔다.

조금 친해진 어느 날, 나도 자연스럽게 한 공간에서 게임을 하며 아이들과 수다를 떤다. 알고 싶은 학교생활을 은근히 물어본다. 아이들 말에 친구처럼 장단을 맞춰주며 떠들다 '욕'에 대해 이야기하게 되었다. 그러다 한 친구의 발언에 깜짝 놀랐다. 충격적이었다.

친구 주연이가 우리 반에서 욕을 1등으로 잘할 걸요!

아들 야~ 무슨 소리야. 내가 언제?

아들이 고발자를 향해 장난스레 폭력을 행사한다.

아들 아냐, 아냐, 엄마. 오해야~ 그렇지 않아.

친구 욕도 제일 많이 하고, 제일 잘한대요~!

아들이 친구의 입을 틀어막는다. 장난스럽게 받아야 한다.

나 헐~ 아들의 새로운 발견인데?

아이들은 히죽히죽하다가 깔깔대다가 한다. '너의 고통은 나의 즐거움이다' 하는 표정이다. 아줌마가 크게 혼내지 않을 걸 알아챈 모양이다.

집에서만 보아온 아들, 욕을 안 하는 줄 알았다. 집에서는 욕을 쓰지 않으니 전혀 예상하지 못했던 영역이다.

내가 모르는 아들의 모습이다. 그래도 좀 실망스러웠다. 좋은 것도 아니고, 욕을 한다니. 아이들과 어울림에서 혼자 깨끗한 척, 바른 척을 기대하진 않는다. 나쁜 것, 좋지 않은 행동 같은 것은 보통의 아이들 수준만큼, 중간이면 충분하다.

그 잘 쓰는 욕을 집에서는 어떻게 참았을까. 어른과의 대화와 친구들과의 대화에서 언어구조가 다르게 작동하나?

어쨌든 새로운 사실을 알게 되었다. 기분은 씁쓸했지만 소기의 성과는 달성했다.

친구들이 돌아가고 조용히 한마디만 해줬다. 물론 장난스럽게, 얼굴에 웃음을 띠면서. (마음은 진심이었다)

나 근데, 공부도 아니고 욕을 1등으로 잘할 필요 없잖아, 아들?

아이들과의 대화에서 수위 조절은 필요하겠지만, 친구처럼 대하는 게 좋다고 생각한다. 그렇게 친구처럼 대해도 절대 친구는 될 수 없다. 허물없이 지내도 아이들은 자신의 모든 비밀을 말해주지는 않는다. 말을 해도 좋을 것과 그렇지 않은 것을 구별할 줄 안다. 아이 머릿속에 정형화된 매뉴얼이 있지는 않지만, 그간 살아오면서의 경험이 자연스럽게 필터 역할을 한다. 내가 우리 부모에게 했던 것처럼, 시키지 않아도 배우지 않아도 자연스레 알게 되는 것들이 있다.

자동 필터링이 작동되는 아이들과의 대화에서 혼내고 야단치고 훈계하려 든다면 아이는 다시 잠금 상태로 돌아선다. 입을 닫는 순간, 가족 간의 대화는 중단된다. 대화가 줄고 소통이 부족하면 서로를 이해하기 어렵다. 가족이면서 소통이 되지 않는 것만큼 불행한 일이 또 있을까. 소통이 잘되는 가족은 열린 마음으로 대화하고 서로 신뢰하는 공통된 특성이 있다.

소통과 관련된 교육을 받은 적이 있다. 8명에서 10명으로 조를 편성하고 둥그렇게 모여 앉아 질문을 듣고 토론하는 시간이었다. 질문은 이것이었다.

스물두 살 된 대학생 딸이 있다고 가정해보자. 어느 날 딸이 와서 이런 얘기를 한다.

"엄마, 아빠. 나 이번 주말에 1박 2일로 남자친구랑 여행가기로 했어."

이때 당신의 대답은 예스인가, 노인가? 그리고 그렇게 선택한 이유는 무엇인가?

yes인지 no인지는 중요하지 않다. 강사가 하고 싶었던 이야기의 핵심은 평소에 아이와의 소통 상태가 어떤지에 관한 것이었다.

강사 당신의 아이에게서 저런 얘기를 들을 수 있을까요?

강사 또 여러분이 대학생 딸이라면, 부모에게 솔직하게 말할 수 있나요?

강사의 물음에 잠깐의 침묵이 이어졌다. 평소에 친구처럼 지내고 서로 비밀 없이 소통이 원활한 가족이라면, 부모의 생각을 일방적으로 주입시키지 않았다면 충분히 들을 수 있다. 반면에, 불통의 시간이 많았던 부모라면, 부모가 어떤 답을 할지 뻔히 예상된다면 딸은 저렇게 솔직하지 않았을 것이다. 1박 2일을 확보하기 위해, 부모의 허락을 받기 위해 거짓말을 하지 않았을까?

아이의 말을 경청하고 어른의 생각을 강요하지 않아야 한다. 어른이라고 항상 옳은 것도 아니고, 시대에 따라 가치라는 것의 기준은 달라질 수 있기 때문이다. 아이의 생각이 옳지 않을 때는 그 이유를 납득할 수 있게 설명하고 이해시켜야 한다.

가족 간의 소통은 긴 시간 차곡차곡 진행해야 하는 장기 프로젝트이다.

10

아들의 침묵

2012년 여름, 아들은 초등학교 5학년.

요즘 기분이 별로다. 약간 우울하다고 느낀다. 곰곰이 생각해봐도 특별한 사건이 떠오르지 않는다. 회사업무도 큰 이슈 없이 평범했고, 집에서도 아무 일 없었다. 이유가 있다면 해결방법을 찾거나 원인이 되는 뭔가를 부여잡고 마음껏 미워하고 욕하겠는데 미워할 대상이 없으니 답답하다. 이유 없이 몸과 마음이 축 늘어지고 기분은 지하 3층 상태다.

며칠 전 저녁, 간단히 장을 보고 집에 들어갔다. 할머니 방에서 TV를 함께 보는 아들이 보이고, 거실 여기저기에는 하루 동안 아들의 생활이 눈에 그려지듯 보인다.

신문도 조금 읽었겠고, 오늘은 《과학동아》와 오랜만에 마천을 봤나 보다. 거꾸로 벗겨져 속을 보여 주는 양말이 근소한 차이로 떨어져 있고, 천체 망원경도 가지고 놀았는지 위치가 옮겨져 있었다.

늦은 저녁을 먹고 설거지를 하려는데 발에 자꾸 뭔가가 밟힌다. 청소를 안한 지 며칠 지난 게 떠올랐다. 갑자기 짜증이 일었다. 설거지도 내버려 두고 걸레를 들고 주방 바닥을 청소하기 시작한다.

대충 청소를 끝내고 설거지도 마무리하고 방으로 들어가자니, 거실 소파에 불도 켜지 않은 채 누군가 앉아있다. 마네킹처럼 움직임 없이 낯선 표정으로, 아들이 앉아있다.

'쿵!'

마음속에 무거운 게 떨어진다. 깜짝 놀랐다.

'어디 아픈가?'

'왜 저러지?'

'오늘 무슨 일 있었나?'

청소를 한참 하는 중에 아들이 나를 불렀나 보다. 대답을 몇 번 안했더니, 그것 때문에 삐쳐 있다. 대답을 안 한 엄마 때문에 속이 상했나 보다.

평소 아들은 대답을 더 많이 안 하는데, 나는 한 번(물론 한 번은 아니겠지만, 아무튼 손가락으로 꼽을 정도의 횟수) 대답 늦게 했다고 이럴 수 있나?

짜증 하나가 더 얹혀졌다. 짜증 부릴 이유가 하나 더 늘어난 셈이다.

침묵의 시간이 이어졌다. 가만히 반성한다. 억울한 생각도 들었다. 어른으로서 넓은 마음으로 품어 주지 못했다는 자책도 들었다. 억울했다가 반성했다가 여러 마음이 교차하는 대로 침묵 속에 나를 그냥 내버려 둔다.

그러다 마주한 단어. '갱년기' 그리고 '사춘기'.

옛날 라디오에서 들었던 가수 인순이와 딸의 이야기도 생각났다. 엄마는 갱년기 찾아 먹으려 하고, 딸은 사춘기 챙겨 먹으려 하면서 매일 다투는 게 일이라고 했다.

내가 고치고 싶은 성격 중에 하나가 삐치는 습관이다. 내가 가진 부끄러운 단점을 아들도 닮았다고 생각하니 한숨이 나왔다. 나쁜 습관으로 자리 잡기 전에 고칠 방법을 적극적으로 찾아봐야 될 것 같은 조바심도 났다.

서로 닮은 엄마와 아들이 침묵하고 있다. 싸우고 말 안 하고, 삐쳐서 침묵이 길어진다. 둘 중 누구든 먼저 손 내밀어 사과하거나 화해를 청해야 하는데 비슷하게 닮은 둘은 팽팽함을 유지한다. 그 시간이 길어지면 질수록 긴 냉전체제로 갈 수도 있겠구나, 두려운 생각이 들었다.

최근에 가벼운 우울증세 말고도 별 거 아닌 일에 '버럭' 짜증내고, 감정기복이 심해지는 증상이 있었다. 금방까지도 웃었다가, 금세 뾰루퉁했다가 감정이 널뛰기를 한다. 주로 피해자는 가족이다. 남편과 아들.

침묵하는 아들이 무서웠다. 평소 같으면 남편이 중재하고 윤활유 역할을 했겠지만 남편은 포항에 있다.

더 많이 사랑하는 사람이 약자다. 시간이 흐를수록 조바심이 났다. 답답하고 숨 막히는 분위기를 해소하고 싶었다. '갑'이 주연이고, '을'이 내가 된 느낌. 어떤 관계에서든 '갑'을 유지하던 내가 슬금슬금 아들의 눈치를 보고 있었다.

최근에 읽은 김병후 박사의 『너』에 이런 내용이 나온다.

부모가 자식을 생각하는 경우는 '나'를 생각할 때와 같은 내측 전전두엽이 활성화된다. 부모에게 자식은 '나'와 동일하게 인식되고, 자식에게 부모는 '너'로 인식된다는 뜻이다. 그런 자식에게 부모는 자신의 모든 것을 주려고 한다.

부모에게 자식은 '나' 자신이고, 자식에게 부모는 '남'이라는 얘기다. 어쩜 이리 크게 와 닿고, 지금 상황과 꼭 맞아 떨어지는지. 책 속 이론을 피부로 느끼는 순간이었다.

또 이런 생각도 들었다.

자식은 엄마와 아빠를 닮는다. 결국 똑같은 둘이 싸우게 되는 셈인데, 과연 승자와 패자가 있을까? 드라마에서 흔한 갈등구도가 부모와 자식 간의 팽팽한 기싸움이다. 주로 이성친구를 반대하는 부모와의 갈등이다.

책 속 이론처럼 약자인 부모는 자식을 끝내 이기지 못한다. '자식 이기는 부모 없다'는 속담이 괜히 있는 게 아니다.

이런저런 생각에 오싹하니 무서워졌다. 다행히 그날 밤 악몽은 꾸지 않았다.

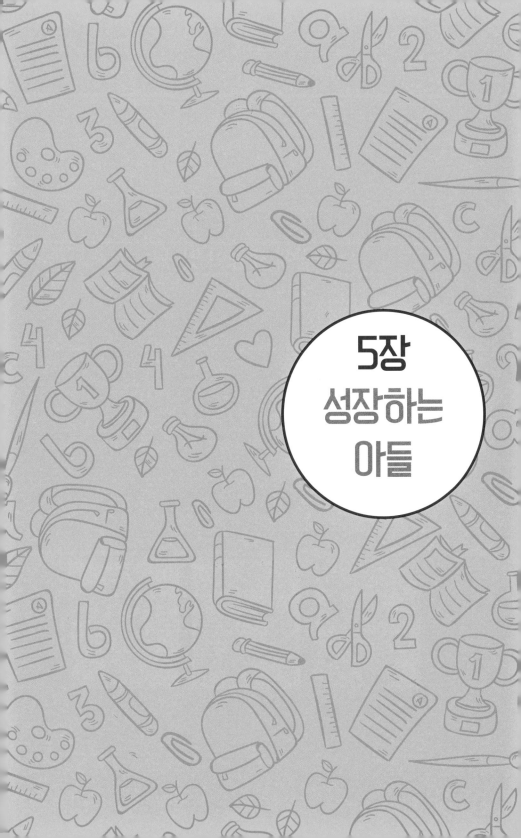

5장

성장하는
아들

01

그림에 재능이 있나?

어릴 때 함께 그림 그리며 놀았던 기억 때문일까? 아들은 초등학교 3학년까지 미술학원에 열심히 다녔다. 미술학원 선생님으로부터 칭찬도 여러 번 들었다. 실력이 꽤 있어 보였는데, 4학년에 올라가더니 시큰둥해졌다. 미술을 더는 재미없어하기에 학원은 그만두었다.

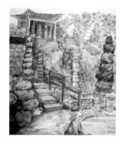 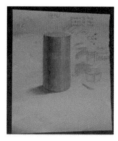 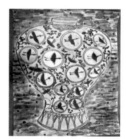

앞의 그림은 미술학원에서 그린 작품들이다. 학원에서 선생님의 코치가 들어간 것과 그렇지 않은 작품에는 큰 차이가 났다. 집에서 혼자 그릴 때나 대회에 나가서는 저런 실력이 나오지 않았다.

학원은 아이보다 부모가 더 큰 고객이다. 아이의 성장을 보여줘야 한다. 이렇게 근사한 작품으로 결과를 증명해보이려 한다. 그래야 학원을 계속 다니게 할 테니까.

학원을 끊자마자 아들은 서서히 미술과 멀어졌다. 이별의 후유증은 없어 보였다. 후련하고 홀가분해 보이기까지 했다. 미술과 멀어진 것뿐 아니라 미술에 대한 자신감과도 별거를 시작했다.

나는 어릴 적에 피아노를 배우고 싶었다. 손가락이 유난히 길어 '피아노 잘 치게 생겼다'는 말을 많이 듣고 자랐기 때문이다. 나는 형제가 많다. 그리 옛날 사람도 아닌데 아들이 뭔지, 남동생이 태어나기까지 딸을 줄줄이 낳았다. 1남 7녀, 8형제로 나는 둘째다. 형제가 많으니 학원은커녕 학교만 겨우 다녔다. 피아노는 물론이고 돈 들어가는 것은 모두 차단되었다.

학원에 다니고 싶은데 못 다니는 불만은 나중에 '아이가 생기면 원하는 학원은 모두 보내 주리라'는 결심으로 굳어졌고, 아이가 원하는 미술, 피아노학원을 모두 보내줬다. 아이가 하고 싶어 하면 두말없이 들어줬다. 내 아이에게는 '결핍'이나 '한'이 될 만한 것들은 겪게 하고 싶지 않았다.

반면에, 아이가 원하지 않으면 강요하지도 않았다. 물가에 억지로 끌고 갈 수는 있지만, 스스로 원하지 않으면 아이는 물을 마시지 않는다. 억지로 끌고 가는 수고도 하고 싶지 않고, 싫은 소리 하는 악역을 하고 싶지도 않았다. 강제로 시키면 효과도 없다. 서로 시간 낭비만 될 뿐이다. 돈은 돈대로 낭비하고 아이에게는 신용을 잃는다.

그런 철칙은 계속 이어져 갔고, 아이의 의견을 최우선으로 반영해서 결정했다.

열 살까지의 그림 실력은 훌륭했다. 미술대회에도 참가해서 상도 곧잘 받아왔다. 열여덟 살인 지금은 '졸라맨' 수준으로 그린다. 그림 실력도 퇴화하는지, 마음잡고 그리질 않아서인지는 모르겠다. 과거 사진으로만 그림 실력이 증명될 뿐이다. 지금은 아들도 나도 미술에는 미련이 없다. 나중에 미술에 관심이 생기면 다시 시작하면 될 일이다. 기본은 갖춰졌으리라 믿는다.

어릴 때 다양한 경험을 해보는 건 좋은 일이다. 내가 어떤 재능이 있는지 알지 못하기 때문이다. 어떤 게 재미있는지, 어떤 걸 잘하는지 직접 경험해보기 전까지는 알 수 없다. 천재적인 재능이라면 어떤 식으로든 발현되겠지만 천재적인 재능을 타고난 아이는 많지 않을 것이다.

아무래도 아들이 가진 재능리스트에 그림은 없는 모양이다.

02

가슴이 뛴다

2011년 9월, 아들은 초등학교 4학년.
날이 좋았던 가을 아침, 밥을 먹는데 아들이 뜬금없이 웃으며 했던 말이다.

아들 엄마! 나 예전에 '가슴이 뛴다'란 말이 되게 무서웠다?

나 가슴이 뛴다는 말? 그 말이 왜?

아들 가슴이 막 뛰어다닌다고 상상하니까 너무 끔찍하고 무서운 거야!

　말을 하면서 손으로 가슴을 툭 떼어내서 달리기하는 자세를 취한다. 헉, 그렇구나. 물리적으로 가슴이 저 혼자 떨어져 나와 이리저리 뛰어다닌다고 생각하니 무서울 만도 했다.

　가슴이 따로 존재하면 심장을 잃어버린 몸은 죽은 건가? 따로 존재하지만 살아있기도 하나? 가슴이 뛰는 순간만 일시적으로 죽나? 잠깐 다른 생각을 하다 다시 대화로 돌아온다.

지금도 아이지만, 지금보다 더 어렸던 아들이 단어의 뜻을 이해해갈 무렵에 했던 상상이라고 한다. 그 생각을 하면서 혼자 가슴 졸이며 무서워했을 걸 생각하니 슬며시 웃음도 나고, 왜 혼자 끙끙대며 무서워만 하고 있었을까, 왜 엄마나 아빠한테 말하지 않았을까 하는 생각도 들었다. 아~ 엄마, 아빠는 출근하고 없었나?

아들이 한마디 덧붙인다.

> **아들** 엄마! <낢 이야기>에도 그런 비슷한 얘기가 나오는데, 거기에는 '밥 먹는 배 따로, 간식 먹는 배 따로' 이렇게 나와!

> **나** 가슴이 뛴다는 얘기도 그 만화에서 본 거야?

> **아들** 아니, 그건 내가 어렸을 때 생각한 거고. 배 이야기만 나와.

역시 손으로 자신의 배를 반으로 떼어내서, 왼쪽 오른쪽에 분리해 놓는다. 밥 먹는 배는 왼쪽에, 간식 먹는 배는 오른쪽에 위치시킨다. 그 만화를 보면서 자신의 옛 생각이 떠올랐나 보다. 어린 아들의 상상이 귀여웠다.

아이들은 상상력이 풍부하다. 그 신선하고 재미있는 상상은 어른이 되면 사라진다. 생각할 게 많고, 머릿속에 저장해야 할 정보가 늘어나는데 한가한 잡생각 따위가 끼어들 틈이 없다. 의무와 책임이 커지고, 효율적이고 생산적인 일에만 매달려도 시간은 늘 부족하다.

시간 낭비로 생각되는 상상은 어린이일 때만 누릴 수 있는 잠깐의 호사인지 모른다. 어른이 된다는 건 점점 더 복잡하고 획일적인 사람이 되어 간다는 말과 비례한다.

또, 기발한 상상력을 들려주면 어른들은 흔히 묵살해버린다.

"쓸데없는 생각말고 가서 공부나 해."

"숙제 다 했어? 숙제 먼저 하고 놀아. 딴 짓 하지 말고."

재미있는 생각을 거절당한 아이는 상처받는다. 칭찬과 함께 재미있는 대화를 상상했는데, 현실의 어른들은 귀찮고 한심해하는 표정으로 야단만 친다. 그 뒤로는 제 생각을 입 밖에 꺼내지 않으며 아이 스스로 재미있는 상상력에 사형선고를 내린다.

최근에 와서야 '창조적 인재'니, '창의적인 인간'이라는 화두로 기발한 아이디어를 칭찬하고 높이 치켜세우는 추세다. 남들과 차별된 새로운 경쟁력을 얻기 위해, 어떻게 하면 창의력을 높일 수 있는지 연구하고 고민한다. 높은 성과를 내고, 성공한 인재가 되려면 꼭 갖춰야 하는 덕목처럼 강조한다.

하지만 어른이 되면서 함께 멈춘, 스스로 사형선고를 내린 그 재미난 활동은 더 이상 작동하지 않는다. 창의력을 기르기 위해 다시 공부를 해야 하는 아이러니한 상황이 되어버렸다. 훈련이나 학습을 통해 길러지는지도 의문이지만 말이다.

세대에 따라 옳다고 여기고 중요하게 생각하는 가치들이 있다. 예전엔 장려하지 않았던 것들, 과거에 과소평가했던 항목들을 발굴하고 재조명하기도 한다. 그러다 효과가 없고 너도나도 따라 하며 너무 흔해지면 가치가 없어져 자연스럽게 없어지기도 한다.

시대에 따라 중요한 가치는 변한다. 부모가 자라면서 가치 있다고 여겼던 항목들은 충분히 바뀔 수 있다. 우리가 배운 것들을 맹신해서, 변화의 흐름을 읽지 못하고 무작정 강요만 하는 우를 범해서는 안 되겠다.

'꼰대'가 되지 않으려면, 변화를 감지하고 새로운 것을 받아들일 줄도 알아야 한다. 돌아가는 상황을 잘 살피고 머리는 계속 깨어있어야 한다.

03

고속과 과속의 차이가 뭐야?

비가 온 뒤라 나무들의 초록이 더 진해졌다. 잎사귀도 풍성해지고 앙상함을 벗어나 토실해졌다. 아침 저녁으로 느껴지는 바람이 눈에 띄게 부드럽고 따뜻하다. 한낮엔 반소매가 적당하다. 해가 길어진 것도 변한 계절을 느끼는 징조다.

오늘은 다섯 살 아들의 이야기다.

다섯 살이 막 되었던 이맘때쯤 아들은 어린이집을 몇 달째 쉬고 있었다. 겨울이라 감기가 안 떨어지고 나았다 싶으면 다른 아이들한테 옮아서 다시 콜록대고 훌쩍이곤 했다. 덕분에 추운 겨울에는 두어 달씩 쉬곤 했다. 종일 집에 있으면 어머니가 고생이시다. 어머니의 고생과 온종일 심심해할 아들이 걱정이다.

회사에서 일하고 있는데 전화가 걸려왔다.

아들은 '고속'과 '과속'의 차이를 궁금해했다. 같은 뜻이냐고 묻는다. 순간 당황했다. 둘 다 한자어라 설명하기가 쉽지 않다.

얼핏 떠오르는 이미지와 느낌으로 뒤죽박죽 설명해준다.

- 과속차량, 고속차량, 고속버스, 고속철도, 과속위반 딱지
- 속도가 과하다. 고속으로 달린다. 과속으로 주행 중이다.

자전거와 오토바이, 고속철도와 과속차량 등을 예로 들면서 설명해줬다. 모두 이해를 했는지는 모르겠지만, 긍정적인 반응이다. 궁금증이 풀린 모양이다. 휴~!

전화를 끊고 생각하니 설명을 잘한 게 맞나 헷갈린다. 생각을 깊게 할수록 머릿속이 더 혼란스러웠다. 고속은 빨리 달리는 것인데, 과속도 속도가 빠른 뜻이 들어있다. 사전을 뒤져본다.

- 과속(過速): 자동차 따위가 주행 속도를 제한 속도보다 지나치게 빠르게 함
- 고속(高速): 매우 빠른 속도

빠르다는 것은 둘 다 맞는데, 과속은 주행 속도를 넘겼을 때 사용하는 표현이다. 고속은 주행 속도의 관점보다는 그냥 속도를 기준으로 삼는다. 상황에 따라 쓰임이 다르지만 비슷한 느낌이다.

부모 되기가 쉽지 않다는 걸 또 느낀다. 국어사전을 옆구리에 끼고 공부해야 하나? 언제 어느 때 어떤 질문 앞에서도 체면유지를 하려면 말이다. 지금은 단어 수준이지만 해가 갈수록 질문이 점점 더 어려워지겠지?

몇 년 전, 주연이보다 몇 살 많은 아들을 둔 선배가 했던 말이 떠오른다.

"이제는 양적이 아니라 질적인 것을 해줘야 하는데 그게 어렵다."

그 당시 그 선배 아들이 다섯 살! 딱 주연이 나이다. 그 말이 이제야 이해된다. 하지만, 내 육아 원칙은 변함이 없다. '친구 같은 엄마'. 한 번이라도 더 아이

와 눈 마주치며 대화하고, 한 번 더 안아주고, 뽀뽀하고, 사랑한다고 말한다. 그 어떤 지식보다 중요하다고 생각한다.

아이가 조금 더 크면 사전 찾는 방법을 알려주고 함께 찾아봐야겠다. 함께 알아가며 엄마도 배우고 아이도 이해하고, 서로 같은 페이지를 읽으며 먼저 이해한 사람이 설명해주는 상상을 해본다. 아들이 먼저 이해해서 설명해주면 더 좋겠다. 뭔가를 함께한 경험은 기억 속에 더 오래 머문다. 혼자서 답을 찾는 것보다 일방적으로 즉답을 듣는 것보다 더 잘 기억한다.

2018년, 열여덟 살의 아들에게 똑같이 질문해봤다.

> **나** 아들, 고속과 과속의 차이가 뭐야?
>
> **아들** 고속과 과속요? 음, 과속은 어떤 기준을 초과해서 빨리 달린 거고, 고속은 그냥 빠르다는 건데, 그건 왜요?
>
> **나** 응, 아냐. 그냥 궁금해서.

다섯 살 때 일이니, 아들은 당연히 기억 못할 테지. 나야 이렇게 기록으로 남겨놨으니 기억하지만 말이다. 나는 이 글을 보면서 고속과 과속의 차이를 다시 구별하지만, 아들은 이미 머릿속에 구별된 이미지가 들어있는 모양이다. 주저 없이 답하는 걸 보니. 당연히 아니겠지만 어릴 때 엄마와의 대화에서 저장된 기억이 불러온 대답은 아니었을까 믿고 싶어진다.

04

나에게도 그런 눈빛을 보여 달라

2013년 5월, 아들은 초등학교 6학년.

포항에서 아빠가 복귀하기 전, 엄마와 아들의 운동 이야기다.

요즘 아들은 게임중독인가 싶을 정도로 틈만 나면 스마트폰을 붙들고 있다. 다행인 건 컴퓨터게임은 하지 않고, 아들의 휴대폰은 스마트폰이 아니다. 게임을 하고 싶으면 엄마의 휴대폰이 필요하다.

요사이 아들은 엄마의 퇴근을 은근히 기다린다. 내심 흐뭇해하고 있었는데 실상은 엄마가 아닌 엄마와 함께 퇴근하는 스마트폰을 기다렸던 것이다. 혼자 김칫국 마시고 있었다. 어쩐지 배신감이 든다.

게임을 하고 싶은 강도가 심해지는 것 같아 월요일엔 휴대폰을 숨겼고, 어제는 함께 운동을 나갔다. 몸을 피곤하게 하면 게임 생각에서 벗어날 수 있지 않을까 해서 말이다. 배드민턴을 칠까 하다가 농구를 하기로 했다.

조금만 뛰어도 흠뻑 땀에 젖는 주연이와 아무리 움직여도 땀 한 방울 안 나는 나이지만 우리 둘의 공통점은 역시나 '저질체력'이라는 거다.

서로 번갈아 가며 공을 가지고 논다. 공을 뺏고 뺏기는 방식보다는 혼자서 몇 번 '탕, 탕' 튀기다가 골대에 넣는 형식이다. 한 번, 두 번, 세 번… 골대 바구니가 공을 자꾸 거부한다. 슬슬 오기가 발동한다. 그러다 들어가면 "옛~쓰~!", 잠깐의 성공은 반복된 '노~골(no goal)!'의 노고를 잊게 해준다.

조금 뛰어 놓고 헉헉 숨이 가빠 오면 공을 넘겨준다. 넘겨주고 넘겨받고. 서로 더 많이 하겠다고 싸우지는 않는다. 오히려 공을 오래 점유하지 않으려는 듯 운동하는 시늉만 내고 있다.

지금까지 보아온 아들의 성격상 간간이 골대가 골인을 허용하지 않았다면 앞으로 농구와는 영원히 절교를 했을 수도 있었다. 본인이 잘하지 못하는 것에는 미련 없이 관심을 끊는 경향이 있다. 다행히 나도 주연이도 짜증이 스멀 올라올 때쯤 골대가 한 번씩 골을 받아 준다.

처음보다 운동 끝내고 집에 들어갈 즈음엔 골 정확도가 높아져 있어서 한껏 기분이 나아졌다. 역시 노력으로 안 되는 것은 없는가 보다.

아들은 자신이 잘 못하는 것에 대한 포기가 빠르다. 줄넘기, 축구, 농구 등 주로 몸을 써서 하는 일이다. 장점이라고 해야 할지, 단점으로 봐야 할지 모르겠다. 단점을 보완하기보다 장점을 더 키우는 게 전략일 수 있다. 반면, 노력해 보지도 않고 너무 쉽게 포기하는 것도 옳은 일은 아닌 것 같다. 아이를 어떻게 가르치는 게 좋을지, 어떻게 이끄는 게 맞는지 여전히 고민이다.

2013년 6월, 아빠 복귀 완료. 셋이서 농구를 하러 간 날.

농구에 조금 익숙해진 아들, 몇 번의 골맛과 엄마의 칭찬으로 약간의 자신감이 붙어있다. 아빠의 칭찬도 듣고 싶었던 아들이 먼저 농구를 제안했다. 남편은 운동을 즐기지 않지만 아들의 부탁이니 기꺼이 응한다.

지난번에는 엄마와 아들의 그저 아이들 장난 같은 몸풀기 수준의 농구였다면, 아빠와의 농구는 좀 더 체계적이고 뭔가 운동다운 느낌이었다. 아빠와 함께 하는 운동은 어딘지 모르게 분위기가 달랐다.

아빠는 공을 튀기는 방법이라든지, 공을 대하는 자세, 슛 하는 행동까지 주의사항과 요령을 꼼꼼하게 지적하고 코치한다. 받아들이는 아이의 자세도 많이 달랐다. 눈을 동그랗게 뜨고 몰입해서 듣는다. 실습도 하면서.

'흠. 역시 아빠가 놀아주는 방식과 엄마가 놀아주는 방식이 차이가 나는군!'

뒷짐 지고 지켜보며 절실히 깨닫는 중이다. 남편이 있어서 나는 그저 지켜만 봐도 좋은 위치가 되었다.

근데 엄마와 농구할 때는 저런 눈빛이 아니었다. 나에게도 그런 눈빛을 보여 달란 말이다. 괜히 질투가 났다.

05

뜨개질 숙제

2011년, 초등학교 4학년 겨울방학.

오랜만에 뜨개질을 했다. 10년도 더 된 것 같은데, 마지막으로 한 게 언제쯤 인지 가늠이 되지 않는다. 어렸을 때 목도리 뜬다고 뜨개질한 적이 있는데, 다 뜨긴 했는지 기억에 없다. 까마득한 과거를 머릿속 지우개가 빡빡 열심히도 지웠다.

아들이 겨울방학 숙제로 본인이 직접 써 넣은 미션 중에 하나가 '목도리 뜨기'라 한다.

> **나** 너네 반에 뜨개질하는 친구 있어?

> **아들** 아니.

> **나** 그럼 최근에 뜨개질에 대해서 누구랑 얘기했어?

아들 아니.

나 그럼 웬 뜨개질? 뜬금없이?

생뚱맞았다. 뜨개질에 대해 어떤 정보가 입력되었기에 숙제를 하겠다는 건지 궁금했지만 알아내지 못했다.

숙제를 위해 실과 대바늘을 사야 했다. 다행히 집 근처에 뜨개질하는 곳이 있다. 실도 사고, 대바늘도 사고, 목도리 뜨는 방법도 같이 배워왔다. '뜨개방'은 동네 아주머니들의 아지트로 보였다. 두세 번 다녀왔는데, 갈 때마다 세 명 이상의 아주머니들이 모여 수다와 함께 손으로는 바쁘게 뭔가를 완성하고 있었다. 쭈뼛쭈뼛 아들과 함께 들어가 실을 고르고, 처음 코 잡는 법 등을 배운다. 꼬맹이가 들어오니 아주머니들의 시선이 아들에게 쏠린다. 남자아이가 뜨개질을 한다니 신기한 모양이었다. 호기심 가득한 아주머니들의 시선과 귀여움을 듬뿍 받으며 뜨개질을 배웠다.

처음에 코를 잡아주고 한 단, 두 단은 시범을 보이며 떠주고 아들 손에 맡겨 두었다. 처음 며칠은 신기한지 재미있게 뜬다. 초반에는 실의 강약 조절을 못해서 뻑뻑하게 바늘이 들어가기 힘들 정도로 뜨더니, 시간이 지나 한 단씩 올라가면서는 요령이 생기나 보다. 실의 간격을 느슨하게 조절을 할 수 있게 되면서 자연스러워진다.

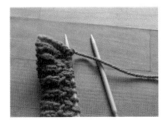 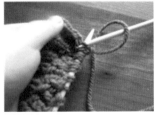

아들이 잘할 수 있을까 했는데, 제법 길이가 나온다. 아들의 생애 첫 뜨개질이다.

5장 성장하는 아들 **147**

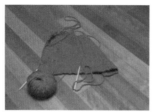 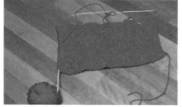

그런데 딱 요기까지다. 여기에서 멈춤 상태로 진도가 안 나간다.

설마 이거, 내 숙제는 아니겠지. 숙제는 아들 스스로 하는 걸로.

아들이 뜨개질하는 걸 보고 있자니 나도 하고 싶어졌다. 털실을 추가로 사서 시작한다.

주연아, 어쩌니? 엄마는 벌써 다 떴다. 마무리만 하면 된다. 뜨개질은 중독성 있다. 한번 손에 잡으면 허리가 뻐근해도 '한 줄만, 한 줄만 더 하고 내일 하자' 하게 된다.

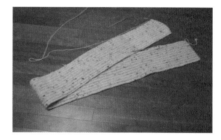

생각보다 며칠 안 되서 완성했다. 처음엔 엄마보다 먼저 뜨겠다고 경쟁처럼 하더니 격차가 벌어질수록 따라올 생각을 안 한다. 순식간에 흥미를 잃은 것 같다. 천천히 뜰 걸 그랬나?

아들의 뜨개질 목표는 '목도리'였지만 멈춤 상태의 뜨개질을 처음과 끝을 연결해서 마무리 지었다. 최종 결과물은 목에 두르는 원통형의 '워머'로 변경되었다.

새로운 것에 대한 호기심이 왕성한 아이는 뭐든 금방 빠져든다. 금세 빠져들지만 또 그만두는 것도 빠르다. 재미있는 것을 찾아 다시 두리번거린다. 뜨개질도 호기심에서 출발했으나, 일정시간이 지나면 지루함의 반복이다. 왼손과 오른손의 규칙적인 움직임이 무상무념에 들어가게 한다. 무아의 경지에 들어가는 게 매력인 듯하지만 그 고요한 매력은 에너지가 많은 아이에겐 어울리지 않는다. 더 이상 뜨개질은 아들의 흥미를 끌지 못했다.

06

로봇 배틀 대회

초등학교 4학년, 10월 마지막 주 토요일에 '로봇 배틀 대회'가 있었다.

아들은 처음으로 자기가 만든 로봇을 들고 출전했다. 초등학교 방과후수업인 '창의로봇교실' 시간에 만든 로봇이다. 로보로보사(社)에서 주관하는 대회로 처음 열리는지 '제1회'라고 쓰여 있다. 아들 말로는 그 전에는 탁구공 같은 걸 골대

일정

1. 학교 가는 토요일이라 우선 학교 등교

2. 2교시 끝나고 조퇴, 동네 소아과 방문(감기)

3. 약국에 들러 약 타오고, 만원 주차장에서 가까스로 탈출

4. 점심을 먹고 초행길이니 미리 출발

5. 대회장 도착(무려 1시간이나 일찍 왔네.)

에 집어넣는 경기였다가 로봇과 로봇끼리 겨뤄서 승자를 가리는 배틀로 경기운영 방식을 바꿨다고 한다. 두근거리는 마음을 진정시키며 대회장 갈 준비를 한다.

대회시간이 가까워지자 사람들이 점점 많아진다. 대회 출전자가 한 30명쯤 되려나 싶었는데, 64명이란다. 그것도 서수원 지역만 64명이다. 전체는 얼마나 될까? 궁금해졌다. 첫 대회라 주관처가 많이 서툴렀다. 우왕좌왕 하는 모습이 어쩐지 불안해보였다. 로봇배틀 도전자와 그들의 부모, 운영하는 스태프들이 섞여 대회장은 혼란스러웠다. 시끄러운 시장 한복판에 서 있는 느낌이었다. 주최 측이 경험이 없어 그러려니 하면서도 회사였으면 상사에게 왕창 깨질 일 처리 능력이다 싶었다. 내년엔, 내후년엔 좀 나아지겠지 기대해본다.

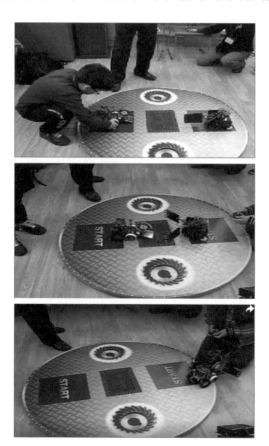

아들은 첫 번째 대결에서 일찌감치 떨어졌다. 원래는 집에 가야 하는데, 축제 분위기를 내기 위해 '패자부활' 기회를 준단다.

두 번째 대결은 주연이 승,

세 번째 대결도 주연이 승,

네 번째 대결도 주연이의 짜릿한 한판 승!

계속해서 승리가 이어졌다. 32강에서 16강을 향해 다시 정상궤도에 올랐다.

다섯 번째 경기가 시작됐다.

상대 로봇은 아들의 것보다 키가 크고, 덩치도 더 좋다. 아들은 밑바닥에서 상대의 몸집을 들어 올리는 날쌘돌이 전략을 구사하고 있었는데, 상대의 힘에는 밀리는 모양이다. 이전에 대결한 로봇들과 달리 쉽게 들어 올리지 못한다.

'어~ 안 돼. 조금만 버티자! 조금만! 안돼~에!'

함께 지켜보는 내 속도 타들어간다.

뚱뚱한 상대방 로봇이 아들의 로봇을 코너로 모는데, 조금씩 조금씩 밀리더니 아이쿠, 아들의 로봇이 무대 밖으로 먼저 벗어났다. 아….

정말 아쉬웠다. 패자부활전에서 열심히 싸워 다시 희망이 생겼는데 그래서 더 안타까웠다. 많이 아쉬웠는지 아들 눈에 눈물이 글썽인다. 얼굴을 애써 외면하는데 훌쩍이는 것 같다.

마침 휴대폰이 울린다. '창의로봇' 수업을 담당하시는 선생님이다. 마치 근처에서 지켜보고 있던 것처럼 정확한 타이밍에 전화가 왔다. 아들의 결과를 알려주고 아쉽게 탈락했다고 말씀드렸다. 많이 아쉬워하셨다. 아들이 울적해 한다고 했더니 그 정도만 해도 잘했다고 칭찬 많이 해주라고 격려해주신다.

학교에서 창의로봇 수업을 들으며 고치고, 수정하고, 다시 만들고 2주간 노력을 많이 했다. 그 과정에서 신나 하기도 했고 약간 힘들어하기도 했다. 인터넷에서 로봇배틀 영상을 찾아보며 아이디어를 얻기도 했다. 부모의 도움 없이 오롯이 혼자 만들었다. 내가 해줄 수 있는 일은 가끔 부품을 추가로 주문해주는 일과 퇴근해서 그날의 개선상황을 보며 물개박수 치고 감탄해주는 게 전부였다. 그런 과정이 머릿속에서 지나갔다. 이겼으면 더 재미있는 기억으로 남았을 텐데 속상했다.

대회에서 우승을 못해도 '자랑스러운 아들'은 변하지 않는다. 초반에 떨어졌을 때는 감흥이 없었는데, 패자부활전에서 살아나 다시 무대에 올라가면서 추락하니 우리 부부도, 아들도 힘들었다. 희망고문을 당한 것 같았다. 한참 동안 아들의 기분은 나아지지 않았다. 기분을 풀어주기 위해 한동안 실없는 소리를 하고 장난을 친다. 아들이 좋아하는 것들을 제안하느라 없는 애교를 풀가동시킨다.

대회가 주는 쫄깃한 긴장감이 있다. 비슷한 경쟁자끼리 서로 준비해온 기술을 선보이며 대결을 펼쳐나간다. 결과가 눈앞에서 펼쳐지고, 경기가 바로바로 진행돼서 결과에 대한 승복도 빨랐다.

한 가지 아쉬웠던 건 관중이 함께 즐기는 무대가 아니었다는 점이다. 다섯 개 조가 동시에 진행되고, 메인 진행자가 경기를 진행하는 게 아니라, 각 조에 배치된 감독선생님의 목소리만으로 주먹구구처럼 진행이 되었다. 감독선생님 목소리가 잘 들리지 않아 시끄러운 현장은 더 아수라장이 되었고, 대회장 근처에는 구경하는 사람과 사진 찍는 사람들이 밀고 밀리고 하는 상황이 이어졌다. 대회 운영이 처음이라 그런 점은 이해되지만 다음 대회 때는 나은 모습일 거라 기대해본다.

그래도 오랜만에 느껴보는 조마조마하고 짜릿한 긴장감이 좋았다.

07

벼락치기 프로젝트

2014년 5월, 중학교 1학년.

중학교에서 치른 첫 번째 시험 결과가 나왔다.

초등학교에선 좋은 성적을 내던 아이들도 중학교에 올라가서 첫 중간고사 성적표를 받아보면 대부분의 부모들이 '멘붕'을 경험한다고 한다.

중간고사가 첫 번째 시험무대다. 시험기간과 시험범위는 진작에 공지되었던 데, 좀처럼 공부하는 모습을 보지 못했다. 내가 안 볼 때 하는 건가?

이제 정말 며칠 안 남았다. 코너에 몰리자 그제야 움직임이 포착된다. 삼총사가 함께 움직인다. 남자아이 세 명이 요즘 내내 붙어 다닌다. 같은 반, 같은 동네라 더 친해졌나 보다. 남편과 나는 이 아이들을 '삼총사'라고 불렀다.

중간고사를 며칠 앞둔 마지막 주말, 삼총사가 모여 거창한 계획을 세운다. 하루 종일 도서관에서 공부하기. 도시락에 대한 계획도 세우고 작은 머리 셋이

모여 고민하고 결정한다. 어떤 과목을 먼저 공부할지, 어떤 식으로 시간을 배분
해서 공부할지에 대해 의논하는 것 같았다.

> - 시간: 아침 8시부터 오후 6시까지
> - 장소: 중앙도서관
> - 준비물
>   태현: 태현 어머니표 삼각 김밥(2~3인분), 맛있다고 칭찬이 자자함.
>   주연: 컵라면
>   세현: 음료수, 물

많이 기특했다. 엄마 미소가 자연스럽게 지어졌다. 주요 아이디어는 아들머
리에서 나왔다. 도서관에 가서 공부하자는 기획과 준비물 배정, 공부할 방법도
대충 가이드를 해준다. 이럴 때 보면 리더십이 충만하다.

이 세상은 아들 혼자만 사는 게 아니다. 잘 먹고, 잘 놀고, 공부도 잘하고,
행복하게 지내려면 주변 친구도 그 범주에 들어와 함께 잘 먹고, 잘 살고, 공부
도, 행복지수도 같이 높아야 한다. 그런 생각들을 아들에게 설명한 적은 없는
데, 이미 실천하는 듯 보여서 좋았다. 내 마음을 알고 행동으로 실천하는 것 같
았다.

벼락치기의 성공인지, 평소 수업태도가 좋았는지 성적표가 나쁜 결과는 아니
다. '등수'로 이해하는 우리는 궁금했다. 대체 몇 등을 한 거지. 아쉽게도 성적
표에 등수는 표기가 되어있지 않았다. 그렇다고 선생님에게 물어보자니 좀 그
렇고. 성적표에는 등수를 빼고 '원점수'니 '표준편차'니 하는 익숙하지 않은 용
어들이 보였다. 이젠 이렇게 변한 성적표에 익숙해져야겠지?

머지않아 궁금증이 풀렸다. 담임 선생님이 아들에게만 조용히 알려줬다고
한다. 공개적으로 떠들썩하게 알려주지 않은 배려도 감사했다.

선생님 네가 우리 반 1등이다!

기쁘다. 내가 1등 한 것보다 더 기분이 좋다. 이 성적을 유지, 향상시켜야 할 텐데. 담임선생님과 학기 초 상담을 통해 알게 된 추가정보가 하나 더 있다. 중학교 반 배치고사 때 주연이가 3반 1등으로 들어왔고, 전교에서는 6등이란다. 출발이 나쁘지 않아 다행이다.

반면, 마음 한켠에는 수원 깡촌에서 1등이어도 강남이나 목동에 있는 쟁쟁한 아이들과 경쟁했을 때 경쟁력이 있을까 하는 생각이 들었다. 서울에 내로라 하는 학교에서 아들의 수준은 어디쯤 위치할까? 잠시 궁금해졌지만, 그런 생각은 멀리 던져두고 오늘의 기쁨과 행복에만 충실해야겠다.

벼락치기인지, 평소 실력인지, 학교 아이들이 전체로 공부를 안 하는 분위기인지 결과는 나쁘지 않았다. 결과도 결과지만, 벼락치기여도 공부하려고 스스로 마음먹고 실행으로 옮긴 점에 박수를 보낸다.

08

부회장 스트레스 1

2010년 3월, 아들은 초등학교 3학년.

어느 날 회사에 있는데, 남편한테 전화가 왔다. 남편은 나보다 1시간 일찍 출근하고, 1시간 일찍 집에 온다. 퇴근해서는 아들이랑 같이 씻고 밥도 함께 먹는다. 참 가정적이고 고마운 남편이다.

남편 주연이 오늘 부회장 됐대~ 얘기 들었어?

나 아니, 못 들었는데! 부회장 됐대? 부반장? 부회장?

남편 부회장이래. 요즘은 바뀌었나 봐.

나 그래? 반은 반장, 부반장이고, 학년이 회장, 부회장 아닌가?

남편 몰라. 아무튼, 주연이랑 통화해봐!

나 뭐야. 근데 주연인 나한테 왜 전화 안 해?

남편 글쎄다. 아빠를 더 좋아하니까? 그니깐 평소에 싸우지 말고 사이좋게 지내.

아들한테 억울하고 좀 서운했다. 평소에 대화를 많이 해도 나랑 더 많이 하고, 놀아주기도 내가 훨씬 더 많이 놀아주는데, 어쩜 이럴 수 있지? 배신감이 밀려온다. 남편이 전화해놓고 거짓말하는 건가? 심증은 가는데 물증이 없다.

나 주연! 부회장 됐다며? 진짜야?

아들 어! 부회장 됐어.

나 우와~ 잘됐네, 잘했다. 어떻게 된 일이야? 얘기 좀 해봐~!

아들 어. 회장은 한 명이고, 부회장은 남자 한 명, 여자 한 명이야.

나 아~ 근데 반장 아니 회장, 부회장은 어떻게 뽑는 거야? 어떤 기준으로?

아들 딴 사람을 추천하거나 자기가 하고 싶으면 손들면 돼! 투표해서 표를 제일 많이 받은 사람 순으로 회장, 부회장 되는 거지! 근데, 현○○ 있잖아! 좀 치사해!

나 왜? 현○○이 누군데? 참, 회장은 누구야?

아들 어. 반장은 현○○이고, 남자 부반장은 나, 여자 부반장은 황○○야. 근데 있지. 현○○하고 나하고 딱 한 표 차이거든? 나는 투표 종이에 현○○ 썼어. 내 이름 쓰면 좀 그렇잖아! 근데 현○○이는 자기 이름 썼대. 내 이름 썼으면 내가 회장인데, 좀 치사하지?

나 헐~ 쫌 그르네! 암튼. 아들, 잘했어~

뽑힌 애들은 모두 자발적으로 손을 들었다고 한다. 추천은 없고 모두 자기가 하겠다고 했단다. 요즘은 그런 분위기인가 보다. 5명인가 후보가 나와서 그

중 투표로 3명을 뽑았다고 한다. 아들이 하겠다고 손들 줄은 몰랐다. 관심 없는 줄 알았는데 의외다. 암튼 후보에 오른 것도 신기하지만, 표를 못 받으면 꽝인데 적잖은 표를 받아 2등이 되었다고 하니 기분 좋은 일이다.

우리 때는 성적순으로 후보가 정해지고, 정해진 후보 중에서 투표했었다. 투표하면서 칠판에 '정(正)'자로 표시하며 당락을 함께 확인했다. 성적순으로 후보를 선정하는 것보다는 성적과 무관하게 잘할 수 있는 사람으로, 하고 싶은 사람으로 뽑는 지금의 시스템이 더 낫다는 생각을 해본다.

09

부회장 스트레스 2

2010년 3월, 아들은 초등학교 3학년.

부회장이 된 지 3주가량 지난 거 같다.

아침마다 주연이는 등교 준비, 나는 출근 준비하면서 나 화장할 때 옆에서 바지 하나 입고, 양말 한쪽 신고 하면서 수다를 떤다. 엄마랑 이런저런 대화하는 게 제가 좋아하는 시간 중에 하나라고 말하는 아들이다. 엄마도 그 시간이 제일 행복해~

어느 맑은 아침, 여느 날과 같이 함께 대화하면서 알게 된 사실 하나가 있다. 그날은 체육수업이 있던 날인데, 어떤 사건이 생각나는지 짜증을 낸다. 아침엔 대체로 기분이 좋은데, 얼굴까지 일그러뜨리며 감정을 드러낸다.

아들 맞다. 오늘 체육 들었지? 에이, 짜증나네.

나 어? 왜? 체육 들었는데 왜 짜증나?

아들 원래도 체육은 싫었는데, 부회장 되고서 더 싫어졌어.

나 왜에~ 뭔 일 있었어?

아들 아니. 애들이 말을 안 들어요, 말을. 부회장이니까 내가 선생님 오기 전에 줄을 세워야 하는데, 애들이 떠들기만 하고 줄도 안 서고 그래. 내가 소리를 크게 질러야 돼. 하도 소리 지르니까 목이 다 아퍼.

나 그래? 그럼 어떻게 하지? 애들이 말을 안 듣는구나. 회장은 뭐해?

아들 원래 줄 세우는 거 회장도 해야 하는데, 걔는 그런 거 안 해. 쉬는 시간에 복도 질서 지키기 그것도 안 해. 맨날 나하고 황○○(여자 부회장)하고만 해.

나 ….

뭐라고 얘기를 해줘야 할지 몰라서, 조심스레 아들 눈만 들여다봤다.

아들 회장 진짜 못됐다. 지난번에 우리 조가 청소 당번이었는데, 자기 영어학원 가야 한다고 먼저 간다는 거야. 그래서 우리는 청소 다하고 가라고 했는데, 그냥 자기 맘대로 먼저 가버렸거든. 근데, 우리가 청소 다 끝나고 집에 가려고 하니까 옆 반에 서 있는 거야. 그 반 친구랑 같이 갈려고 기다리고 있더라고. 그래서 내가 뭐라고 하니까 "그래서~ 뭐 어쩌라구?" 이러면서 그냥 가버리는 거 있지?

물 만난 고기처럼 평소에 쌓인 게 많았는지, 나에게 다 일러바친다.

어른들 세계에도 존재하는 다양한 인간 군상이 아이들 세계에도 그대로 있는 모양이다. 그 아이들이 크면서 변하기도 하고, 어렸을 때 성질을 그대로 갖고 있기도 하다.

어른 세계에도 밉상인 사람이 있긴 한데, 오해 없도록 좋은 말로 넘어가거나 상황에 따라 눈치껏 행동하는데 아이라 그런 연기력이 떨어졌나 보다. 회장이 책임감이 좀 부족한 듯도 싶었다. 아들은 1학기만 부회장 한단다. 1년 내내 하라고 하면 전학이라도 가겠단다. 단단히 속상한 모양이다.

어른으로서 무슨 말을 들려줘야 하나, 짧은 순간 두뇌를 풀가동한다.

'넓은 마음으로 참으라고 해야 하나?'

어른인 나도 쉽지 않다.

'함께 흉보고 욕해줘야 하나?'

'그 친구랑 상대하지 말고, 무시하라고 해야 할까?'

뭐라고 얘기를 해줘야 할지 머릿속으로 고민만 하다 끝내는 아무 말도 못 해줬다. 얘기해줘야 할 타이밍도 한참이나 지나있었다.

세상엔 정말 다양한 사람들이 있다. 그 다양성을 경험하려면 얼마나 많은 시행착오가 있으려나, 또 얼마나 많은 속상함을 경험하려나. 이런 일에는 내성이 생기지 않는다. 한 번, 두 번 겪을수록 내성이 생겨 단단해진다면 좀 수월할 텐데 안타깝다. 미래에 벌어질 장면이 그려진다. 그때마다 매번 아파할 아들을 생각하니 당장 닥친 일도 아닌데 벌써부터 가슴 한쪽이 아려온다.

대신 겪어줄 수도 없고, 혼자 이겨내고 깨달아 가야 하는 부분이다. 그냥 지켜보며 기다리는 것밖에 내가 해줄 수 있는 게 없다.

아들이 훌쩍 커버린 지금, 지금의 나라면 어떤 말을 들려줄 수 있을까. 지금이라면 좋은 얘기를 들려줄 수 있을까 고민한다. 짧지 않은 시간을 고민하지만 번뜩이는 말은 생각나지 않는다. 그때의 나처럼 여전히 말을 고르게 된다. 아이가 크면서 나도 함께 성장하고 지혜로워졌을 것 같은 기대는 그저 기대일 뿐이다. 예나 지금이나 한순간의 위기만 대충 넘기는 어설픈 엄마다.

그때처럼 아이의 말을 경청한다. 아이가 느꼈던 감정에 동의하고 공감해준다. 그리고 어른이 사는 세상에도 그런 얄미운 인간은 있게 마련이라고 어른

세상에 존재하는 유사한 에피소드를 들려준다. 어른이어도 현명한 답을 고민할 뿐이지 뾰족한 묘안은 없는 점을 솔직하게 인정한다. 아들의 말을 귀 기울여 들어주고 감정을 이해하는 것만으로 위로가 되기를 바랄 뿐이다.

나 에고~ 속상했겠다. 듣는 나도 짜증나는데, 주연이 힘들었겠다.

나 근데, 어른이 사는 세계에도 그런 얄미운 사람 꼭 있다. 웃기지?

나 그냥 잊어버리자.

나 다른 사람들은 이럴 때 어떻게 하는지 궁금하다. 좋은 방법이 없나?

살면서 가장 힘든 게 사람과의 관계에서 받는 스트레스이다. 다 큰 어른도 인간관계가 어려워 회사를 그만두고, 이별하고, 우울증을 겪는다. 그 정도로 뾰족한 정답은 없다는 얘기다. 계속 풀어나가야 하는 숙제다. 어른들의 세상도, 아이들의 사회에서도 인간관계의 어려움은 똑같이 존재한다.

10

빈 병 재활용하기

2012년, 열두 살의 아들.

2012년은 남편이 지방으로 파견근무를 갔던 해이다. 우리는 약 18개월 정도 주말부부로 지냈었다.

더운 여름날 저녁이면 시원한 맥주 한 잔의 유혹을 견디기 힘들다. 거기에 주말마다 올라오는 남편과 조우하는 금요일은 '작은 파티'가 열리는 날이다. 거창하고 요란한 뭔가를 준비하는 게 아니라 우리 가족만의 작은 상차림이다. 일주일간 각자의 위치에서 열심히 살았다는 증거로 얼굴을 마주보며 생존확인하는 시간이다. 준비한 음식을 먹으며 대화하고 일주일의 회포를 푸는 시간이다.

금요일엔 자연스럽게 '컵라면+맥주+육포' 등으로 간식과 안주를 준비한다. 메뉴는 그때그때 조금씩 다르다. 순대볶음, 쏘야볶음이 오르기도 하고, 시간이 되는 날은 아들과 함께 한입에 넣을 수 있게 쌈을 준비하기도 한다.

메뉴는 그날의 시간적인 여유에 따라, 끌리는 음식에 따라 다양하다.

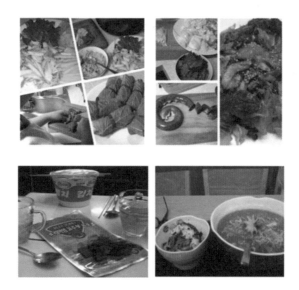

더위가 가신 지금은 그 작은 파티가 문을 닫았지만, 한여름엔 몇 주 동안 계속됐던 이벤트였다. 맥주는 많이 마시진 않지만, 캔으로 또는 페트병으로 어떤 때는 병맥주를 준비하기도 했다.

그러던 어느 날, 몇 주 동안 쌓였던 빈 병이 눈에 들어왔다. 한두 병일 때는 재활용 수거함에 그냥 넣었는데, 여덟 병이 모이니 슈퍼에 가져가는 게 어떨까 생각이 들었다. 생각난 김에 남편과 나눠 들고 슈퍼에 간다.

남편 요즘 누가 이런 걸 바꾸러 다녀? 몇 푼이나 된다고 이런 수고를 해?

나 돈 때문에 그러는 거면 창피할 수도 있지. 근데 우린 돈 때문이 아니라 지구와 환경을 생각하고, 빈 병 재활용 차원으로 반납하는 거니까 좋은 일 하는 거야. 착한 일 하니까 기분 좋지 않아?

꿈보다 해몽이다. 난 좀 특정한 것에 집착하는 경향이 있다.

어떤 책에서 약은 따로 분리해서 버려야 한다고 읽었다. 쓰레기통이나 하수구에 그냥 마구 버려졌을 때 공기, 흙, 물 등을 오염시켜 환경을 파괴시킨다고 경고하는 내용이었다. 오래된 약이 어떤 독성 물질로 변형을 일으킬지, 어떤 식으로 인간에게 해가 되는지 그 위험성을 알려주고, 개개인들이 알아야 할 폐의약품의 배출 방법을 고민하게 해주는 내용이었다.

무심코 쓰레기통에 버리면 안 된다는 사실을 그때 처음 알았다. 플라스틱이나 종이류만 분리수거가 필요한 게 아니라 약도 분리수거가 필요하다고 했다.

그 글을 읽은 후론 약을 그냥 쓰레기통에 버리질 못한다. 먹다 남긴 알약, 유통기한이 지난 약을 몇 달 동안 꾸역꾸역 모아 약국에 반납한다. 폐기약을 수거하는 것도 할 얘기가 좀 있다. 폐기약을 수거함에 넣기 위해선 사전작업이 필요하다. 여러 달 모은 약의 포장지를 일일이 제거하고 알약만 한곳에 담는다. 물약도 마찬가지로 포장용기와 물약을 분리해서 한 통에 모아야 한다. 그렇게 약과 포장지를 분리하는 수고를 하고, 일부러 시간 내서 큰마음 먹고 들고 갔는데 정작 약국에서 받아주질 않는다.

책에서는 모든 보건소와 약국에서 폐기약을 수거한다고 되어있는데, 현실은 그렇지 않았다.

나 약국에 수거함이 있다고 하던데. 약국이 아니라 다른 곳에서 수거하나요?

약사 버리는 데 따로 없어요. 그냥 쓰레기통에 버리세요.

한 약사는 그냥 종량제봉투에 버리란다. 헛웃음이 나고 오기가 발동했다. 그렇게 동네 약국 여섯 군데를 돌았다. 여섯 군데 중에 딱 한 군데서만 받았다. 수거함이 있는 약국의 약사는 의식 있는 사람인 듯 뭔가 있어 보였다. 당황스럽고 화가 난다. 그 뒤론 내적 갈등이 시작된다. 좀 멀리 떨어진 수거하는 약국까지 가서 버려야 할까, 그냥 편하게 쓰레기통에 버릴까 하는 두 갈래의 양심이 갈등을 한다.

아무튼, 빈 병과 교환한 동전을 들고 집으로 돌아온다. 그날의 숭고한 활동은 생각보다 거룩하지 않았다. 마트에서 빈 병을 바꾸러 온 우리는 손님 대접을 받지 못했다. 계산이 필요한 손님에 우선순위가 밀려 계산대 옆에 멀뚱히 서서 기다려야 했다. 분명 우리가 먼저 왔는데, 영양가 없는 손님이라 찬밥 취급을 받았다. 평소에 자주 이용하던 단골 마트였는데, 어쩜 이런 대접을 할까. 기분이 나빠지려 했다.

뭔가를 구입하고 떳떳한 고객이 되어 싫은 소리를 한마디 해줄까 생각하다, 어쩐지 괘씸해서 물건도 팔아주기 싫었다. 빈 병만 바꾸기로 했다. 참담한 기분이 들었지만, 우울한 상태로 빠지지 않기 위해 애써 농담을 해본다.

나 이 동전에 표시를 해 놓으면 좋겠어. 다른 동전과 구별되게. 어째 동전이 무겁게 느껴지는데?

남편 참, 나. 하하.

나 주연아, 이거 너무 무거워. 이것 좀 받아줘!

무거운 걸 든 것처럼 연기를 해가며 땡그랑 동전 네 개, 350원을 주연이 손에 쥐어줬다.

아들 어~? 이게 뭔데, 엄마?

나 빈 병하고 바꾼 돈인데, 병 무게만큼이나 무겁다.

아들 엇! 진짜네! 이거 왜 이렇게 무거워! 아~악! 한 손으로는 무리야! 악~ 팔이 부러질 거 같애!

언제 이렇게 익살꾸러기가 되었는지 재미있었다. 귀엽게 오버하는 모습이 남자어른을 보는 것 같았다. 벌써 이만큼 커버린 게 아쉽기도 했다. 저만치 멀어져 금방 어딘가로 날아가 버릴 것만 같았다.

'카르페 디엠'. 지금 이 순간을 즐기자. 이젠 너무 흔해진 말이 떠올랐다.

11

수학이 아니라
국어가 강점인가 봐

2017년, 고등학교 1학년.
아들은 기숙사를 벗어나 3월에 처음으로 집에 다녀갔다. 내려간 지 거의 한 달만이다.

아들 우와~ 우리 집이 이렇게 넓었어?

기숙사의 작은 방에서 다섯 명이 복잡하게 지내다 자기 방을 보니 엄청 넓어 보인다며 좋아한다. 집에 도착하니 마음도 몸도 풀어지는 모양이다. 웃음을 참지 못하며 오버해서 감탄한다. 덩달아 나도 기분이 좋다. 기숙사에는 또래친구가 있고 재미있어도 지켜야 할 규칙이 있고 관리하는 선생님들이 있다. 집에 와서 편안한 것도 있지만, 몸을 옥죄는 그런 것들에서 자유로워진 게 좋았던 것

이리라. 이 방 저 방 돌아다니며 감탄하고 웃으며 춤까지 추려 한다.

　오랜만에 아들을 보니 이것저것 궁금한 게 너무 많다. 아들도 아들대로 답변하느라 덩달아 말이 많아진다. 학교생활, 친구들과의 관계, 선생님은 어떤 분들인지 모두 다 궁금하다. 두서없이 물어보고 두서없이 대답한다. 엄마가 물어보고, 채 대답이 끝나기도 전에 아빠의 질문이 치고 들어온다.

　나 나 아직 대화 안 끝났어~!

이런저런 얘기를 한참 하다 점심 먹으러 식당에 간다. 외식이다.

　아들 엄마, 그동안 내가 수학을 잘하는 줄 알았거든. 근데 아니었어. 내가 국어가 강점이더라고. 내가 수학을 잘하는 게 아니었어.

　수학을 잘하는 아이들이 전국에서 모인 학교이니 실력들이 오죽 출중할까. 내로라하는 수학천재급들 사이에서 자신의 위치가 드러났을 테고, 자각이 되었나 보다.

　또 무슨 말 끝에 낯선 이야기를 들려준다.

　아들 10대는 자신만의 아이덴티티가 하나씩 있어. 여기에 온 애들은 모두가 성적이 좋은 것, 공부 잘하는 게 지금까지 자신의 아이덴티티였거든. 근데, 여기 와서는 더 이상 자신만의 아이덴티티가 아닌 거야. 그래서 다시 찾아야 해. 삐뚤어지겠다든지, 공부를 포기하겠다고 하는 애들은 최악인 거고.

　자신의 정체성이 될 만한 뭔가를 다시 찾아야 하는데 고민이란다. 그 정체성이 아이들 스스로의 자존감을 높이는 핵심역량 정도가 된다. 남들과 다른 차별적인 것이어야 할 테고, 자신이 잘할 수 있는 것이어야 한다. 노래를 잘 부르는 애, 춤을 잘 추는 친구, 축구 잘하는 애, 수학문제 기발하게 푸는 친구 등 자신의 이름이 호명되었을 때 한 번에 딱 떠오르는 이미지가 자신을 나타내는 아이덴티티(identity)가 되는 것이다.

이전과는 언어 표현력이 좀 달라진 듯 보였다. 논리적으로 말하는 게 속이 깊어진 것 같기도 하고, 그새 지식이 쌓인 것도 같다. 한 달 사이에 키가 좀 더 커진 것 같고, 체중이 좀 줄었나 몸무게를 재보고 싶어졌다.

아침에 기상점호를 하고, 식사를 하러 가는 대신 다시 이불 속으로 쏙 들어가 부족한 잠을 선택한다고 했다. 아침을 굶고 다닌다니 마음이 쓰인다. 한창 먹어야 할 나이인데 괜찮을까 싶다.

내 엄마가 밥 타령을 했듯이 나도 그러고 있었다. 맨날 먹는 밥, 한 끼 굶는다고 어떻게 되는 것도 아닌데, 친정엄마는 지금도 통화할 때마다 "밥 먹었니?"가 인사말이다. 끼니가 한참 지나도 질문은 항상 같다. 그 엄마에 그 딸이다. 이런 심정이었구나.

나 아침은 힘들어도 꼭 먹어. 기운 없어서 집중도 안 되고 배고파서 안 돼.

나 키 더 커야지. 아침이 중요해. 졸려도 꼭 먹어. 알았지?

표현을 달리해서 잔소리가 아닌 것처럼 들리게 고민하지만, 주제가 동일하니 거기서 거기다. 나도 듣기 싫은, 흔한 밥 먹으라는 레퍼토리를 아들에게도 한다. 내 엄마처럼. 내 엄마의 습관을 나도 버릇처럼 따라한다.

12

영어캠프에 참가하다

2012년 1월, 초등학교 5학년.

회사에서 임직원 가족을 위해 방학기간에만 운영하는 프로그램이 있다. 영어강사들을 섭외해서, 일주일간 체험처럼 영어를 공부하며 또래의 친구들과 함께 어울리는 교육이다.

두 개 차수만 운영되고 소수의 인원만 모집하는 터라 경쟁이 치열하다. 회사에서 하는 교육이라 좋은 강사를 섭외했을 것 같은 믿음이 있다. 여름방학에는 선착순 마감으로 탈락했는데, 겨울방학 때는 추첨제로 바뀌었고 운 좋게 당첨되었다.

월요일부터 출근, 퇴근을 아들과 함께한다. 엄마는 일하러, 주연이는 영어체험하러 간다. 아쉽게도 오늘이 마지막 날이다. 재미있어 하면서도 하루 종일 교육을 받으려니 힘든가 보다. 안 타던 버스를 타고 이동하느라 피곤함은 더 쌓였을 테다.

영어 교육이긴 한데, 딱딱한 수업을 받거나 시험을 보는 것이 아니라 외국인과 자연스럽게 대화하며 노는 프로그램이다. 레시피를 보며 함께 요리하고, 마술공연도 하고, 찰흙으로 뭔가를 뚝딱 만들어 낸다. 마지막 날에 부모들께 보여주기 위한 간단한 연극도 연습한다.

교육시간 중에는 한국말을 사용할 수 없다고 한다.

첫날 점심시간에 전화로 통화하는데 주연이 한마디에 헉 했었다.

아들 맘~ 쎄이~ 잉글리쉬! 플릿스!

학교나 학원 친구가 아닌 새로운 친구를 사귄 아들은 즐거워했다. 와자지껄 떠드는 소리가 전화기를 통해 그대로 전해진다. 재미있는지 연신 깔깔대며 떠드는 게 신청하길 잘했다는 생각이 들었다.

피곤한 몸을 데리고 퇴근하는 길. 하루 있었던 일을 재잘재잘 신나게 얘기해준다. 직장에서는 볼 수 없는 꼬마가 사내를 어슬렁거리니 어디를 가든 호기심의 눈초리가 따라다닌다. 쑥스럽긴 하지만 신선하고 좋은 경험이다. 하루 중에 제일 많은 시간을 보내는 회사의 풍경과 분위기를 아들에게 보여주고 싶기도 했었다. 아들과 함께 사내 장소들을 공유하고 싶었는데 그 소원을 드디어 풀었다.

퇴근버스 안에 나란히 앉아서도 수다가 이어진다. 내가 주로 묻고 아들은 대답한다. 이야기가 끊기면 휴대폰에 다운로드 받아놓은 영국 드라마 〈멀린〉을 함께 본다. 그렇게 버스 안에서의 짧은 휴식을 뒤로 하고 수원역에 내린다.

수원역에서 군것질하는 즐거움도 빼놓을 수 없다. 밤이 되면 포장마차들이 문을 연다. 겨울이라 일찍 해가 져 밤의 포장마차들은 출근 준비가 한창이다. 닭꼬치, 튀김, 김밥, 떡볶이 메뉴는 비슷하면서 다양하다. 집집마다 약간씩 맛이 다른지는 모르겠다. 닭꼬치를 먹고 튀김도 먹는다. 평소에 안 먹어보던 것들이라 좋아했다.

오늘이 지나면 엄마 회사에 또 올 일이 있을까? 아마 없을 테다. 영어캠프도 버스 안에서의 수다도, 역전에서 군것질도 모두 좋은 추억이 됐으면 좋겠다.

좋은 경험이 층층이 쌓여 하나씩 꺼내보며 즐거움을 느끼고 맛있는 걸 숨겨 놓고 하나씩 빼먹는 것 같은 행복한 기억이 되길 희망한다.

13

천재인가?

2015년 겨울, 아들은 중학교 2학년.

초등학교는 6년이라 무척 더디었는데, 중학교는 3년이라 벌써 졸업반을 눈앞에 두고 있다. 아들이 고등학생이 된다는 게 점점 현실로 다가오고 있다.

아들은 어릴 때 총명하고 똘똘했다. 뭘 시키든 곧잘 해냈고, 결과가 나쁘지 않아 천재라고 생각한 적도 있었다. 천재인 아이를 평범한 부모가 키워 평범한 아이로 자라는 건 아닐까 조바심이 났었다. 영재가 다니는 곳을 기웃거리기도 했다.

한 번은 대학부설 영재교육원의 존재를 알게 되었고, 각종 서류를 준비해서 접수했다. 영재교육원 서류 접수를 위해 한 대학교에 갔었다. 어수선한 접수처에 잠깐 서 있었는데, 뒤통수를 세게 얻어맞은 느낌이었다. 접수하면서 아들이 떨어질 걸 예감했다. 아들의 서류는 얇은 보고서인데, 다른 경쟁자들은 두툼한 책 수준이었다. 책 한 권의 서류를 만들기 위해 했던 고민과 들인 시간, 노력들이 아이들이 할 수 있는 수준인가 의심스러우면서도 부모, 선생님의 전폭적인 지원이 함께 이뤄져야 되는가 보다 깨달음이 왔다. 예상했듯이 떨어졌다.

아, 내가 정보가 부족했구나. 아들의 수준만 높이 평가하고 서류를 통과해야 하는 행정적인 절차에는 무관심했다. 평가자가 아이를 직접 대면(면접)하기 전까지는 서류가 전부라 서류로 아이의 영재성을 최대한 입증해야만 한다. 정보력도 뒤처졌지만 아이의 활동도 빈약했다. 더 열심히 참여하고 활동해서 뭔가 결과를 만들어내야 하는 것 같았다.

살다 보면 이러저러한 수업료가 들어간다. 내가 모르는 분야라면 더 비싼 수업료가 필요하다.

영재학급 교실에 다닐 기회는 있었다. 집 근처 초등학교에서 운영하는 '부설 영재학급'이다. 아들이 다니는 초등학교에는 영재학급이 없다. 영재학급을 어떻게 알고 신청했는지는 기억에 없다. 담임선생님, 교장선생님의 추천서를 받아 접수해서 합격이 되면 영재학급에 참여할 수 있었던 것 같다.

영재학급은 여러 학교에서 추천받은 아이들끼리 한두 개 반으로 운영되는 소수의 학생들을 위한 교육이었다. 학교 교과과정과는 좀 다른 걸 배웠다. 실습을 더 많이 했던 것 같고, 보통의 수업시간과 비슷하면서 좀 더 차별적인 교육을 받았다. 아들은 영재학급 수업을 듣고 오면 항상 신나 있었다. 말이 통하는 친구가 있어서였다. 말이 통하는 친구가 똑똑하기까지 하다면 대화는 언제나 즐겁다.

집에서 가까운 경기과학고에도 관심을 갖고 있었다. 수학을 잘하고 과학도 좋아하는 아들이 넘을 수 있는 문턱인지 궁금했다. 그래서 경기과학고에도 접수를 했다. 과학고에 수학, 과학 분야에 영재성이 판별되면 천재의 반열에 오른다고 생각했었다. '천재라면 어쩌지?' 두근두근했다. 서류가 통과되었고 면접날

짜가 잡혔다. 결과는? 떨어졌다. 어떤 부분이 부족했는지, 혹은 점수가 어떻게 되는지 이렇다 저렇다 세세한 결과를 알려주진 않는다. 아들의 수준이 궁금한데, 그냥 합격과 불합격만 통보될 뿐이다. 그때부터 '아들이 천재가 아닐까?'에 대한 미련은 없어졌다.

아들은 천재는 아니었다.

14

전교 부회장 선거

2012년 9월, 초등학교 5학년.

주말이 시작되는 금요일에 담임선생님으로부터 전화 한 통을 받았다. 뭔 일일까 싶어 깜짝 놀라 받아보니 '서프라이즈' 소식이었다. 전교 부회장 선거에 주연이가 나간다고 했는데, 마음이 안 바뀌었는지 물어보는 전화였다. 마음이 안 바뀌었다면 아래 준비물들을 가져오면 된다고 했다.

1. (선거공약이 들어간) 포스터 두 장
2. 피켓 한두 개
3. 연설문 A4 두 장 분량

세 가지나 된다. 한 번도 해본 적 없는 것들이어서 어려운 숙제를 받은 기분이었다. 긴장되고 설레는 마음으로 퇴근했다. 정작 아들은 아무 생각이 없어 보인다. 후보로 '나간다, 안 나간다' 계속 고민하더니 토요일 오후엔 결국 '안 나가겠다'고 선언한다. 귀찮다나. 준비해갈 것들을 검색해보니 POP로 돈을 들여서 하는 분위기다. 시간도 없고, 돈까지 들여서 해야 하나 싶은 생각이 들었다. 아들도 안 나가겠다 하니 그냥 없던 일로 하기로 한다. 잠깐 심쿵했던 것으로 좋다 말았다.

2013년 3월, 초등학교 6학년.

작년에 잠깐의 해프닝 이후로 부회장 선거는 잊어버리고 지냈다. 올해는 어쩐 일인지 아들이 먼저 준비해야 한다고 서두른다. 작년과는 사뭇 다른 분위기다. 진짜 하고 싶은 눈치다. 작년에 알아본 POP를 살짝 고민한다. 사진이랑 돈을 주면 멋들어지게 만들어준다. 아이들 선거에 그렇게까지 해야 하나 생각이 들었다. 어설퍼도 우리가 직접 만들어보자고 의견이 모아졌다.

다섯째 동생이 미적 감각이 좀 있다. 다섯째네 부부를 초빙해서 엇비슷하게 만들기 시작한다. 생각보다 시간이 많이 소요되었다. 처음에는 두 시간이면 되지 않을까 했는데, 예상시간보다 세 배나 걸려 여섯 시간 만에 겨우 완성되었다. 실수도 있었고 삐뚤어진 곳도 있었지만, 여러 사람의 정성이 깃든 작품들이다. 부끄러우면서도 뿌듯했다. 아들도 자신의 일이니 적극 참여하게 했다. 어떤 문장을 고를지 서로 아이디어를 내고, 조율하고 결론을 내린다. 사진은 어디에 배치하고 어떤 색으로 쓸 지부터 사소한 것까지 의견교환을 하느라 시간이 많이 지체되었다. 밖이 깜깜해져서 몸과 마음이 바빠졌다. 우여곡절 끝에 완성된 결과물이다.

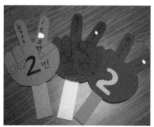 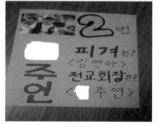

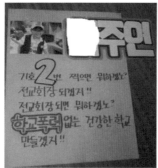
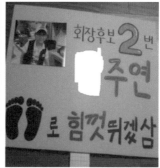
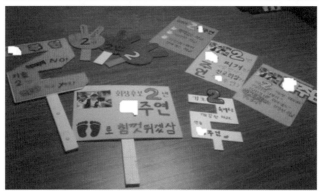

"두 발로 힘껏 뛰겠습니다"로 쓰고 싶었으나 쓰다 보니 칸이 없어 짧게 "두 발로 힘껏 뛰겠삼"으로 줄여 쓰는 등 실수가 있었다. 실수가 있을 때마다 한바탕 웃고, 처음부터 다시 하기도 했다. 그런 과정이 지금도 머릿속에 남아있다. 즐거웠던 기억이다. 작업 후에 치우는 것도 만만치 않았다. 다음 날 학교에 들고 가야 하는데, 어디에 담아가야 할지도 고민이 되었다. 피켓이 커서 마땅한 가방이 없다. 그냥 들고 가야겠다고 결론 내렸다.

결과는, 전교 부회장이다. 한 학기 동안 하는 활동이었다. 여러 사람 고생한 게 헛수고가 아니어서 다행이었다.

뭔가를 함께하면서 시간을 공유하는 일은 서로를 더 친밀하게 느끼게 한다. 같은 공간에서 함께 먹고, 함께 자고, 같은 걸 경험하는 가족. 함께한 시간이 만들어낸 끈끈한 역사는 그 어떤 것보다 힘이 세다.

15

쪼물딱쪼물딱 종이접기

2012년, 아들은 초등학교 5학년.

가을부터 시작된 아들의 종이접기 사랑은 많은 결과물을 만들어냈다. 주연이는 뭐든 하나에 빠지면 질리도록 하는 습성이 있다. 종이접기는 꽤 오래 계속되었다.

종이접기에 사용되는 종이는 다양하다. 달력을 북 찢어서 하기도 하고, 신문 사이에 끼어 오는 전단지가 쓰이기도 한다. 그중에서 역시 색종이와 A4용지가 주로 사용된다. 색종이는 사이즈가 작아 여러 번 접어서 완성하는 작품엔 적합하지 않았다. 아들은 점점 큰 종이를 원하기 시작했다. 출근하는 내게 전지 종이를 주문한다. 사 오는 걸 까먹지 말라고 신신당부까지 한다.

종이접기를 향한 관심은 동영상으로 이어졌다. 그런 영상이 있을까 싶었는데 내가 모르는 덕후들의 세상이 있었다. 취미를 넘어 직업으로 하는 사람도 있었고, 종이접기로 예술작품을 만드는 사람도 있었다. 세상은 넓구나 다시 한 번 실감했다.

많은 동영상 중 몇 사람에 꽂혀서 그들이 올린 영상을 주로 봤다. 일본 사람도 있고 미국 사람도 있었다. 컴퓨터 앞에 자리 잡고 앉아 영상을 틀어놓고 재생하다 수시로 멈추며 따라 접는다. 중간에 버려지는 종이와 실패한 종이, 완성은 했으나 마음에 들지 않는 종이도 있었다. 버릴 종이는 계속 생겨났다. 완성과 미완성의 종이들이 실력과 함께 계속 쌓여갔다.

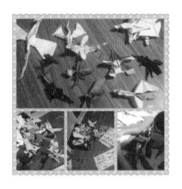

한참 중독되었을 땐 퇴근하고 들어가면 한 주먹씩 만들어 놨다. 방 여기저기에 흩어져 있는 종이들, 한바탕 버리고 다시 쌓이고 또 버리고를 반복했다. 마음에 드는 작품은 꽤 긴 시간 열정이 담긴 설명으로 이어진다.

위쪽 사진에 보이는 하얀 종이로 접은, 날개가 있는 아이는 단순해보이지만 저래 뵈도 꽤 오랜 시간이 들어갔다. 여러 번의 쪼물딱거림과 시행착오가 있었다. 무슨무슨 드래곤이라는 이름으로 불렸는데 이름이 낯설어 기억하지 못한다. 시간과 정성이 많이 들어간 아이라 만족도가 높았다. 내 눈에도 멋있었다. 제대로 찍은 사진을 못 찾아 아쉽지만 특별히 애정하는 아이였다. 사이즈를 다양하게 만들어 사이즈별로 전시해놓을 정도로 사랑했던 작품이었다.

내가 하는 일이라고는 칭찬하고 응원하는 게 전부다. 칭찬과 관심을 행동으로 보여주고 싶어 딱딱한 하드보드지를 구입해서 양면테이프를 이용해 제일 잘 만든 작품 위주로 컬렉션(?)을 만들어 두기도 했다. 한동안 컬렉션을 두었던 자리가 있는데, 가구 위치가 바뀌면서 사라졌다. 이 글을 쓰면서 온 집안을 뒤졌는데 안 나온다. 버리진 않았을 텐데 어디 숨었는지 모르겠다.

좋아하는 뭔가를 꾸준히 몰입해서 하는 습성을 '과제집착력'이라고 부른다. 포기하기보다 끝까지 물고 늘어져 해결하고 완료하는 좋은 습관이다. 수학문제를 풀 때도, 종이접기를 할 때도 끝까지 매달려 매듭을 짓는 일이다. 공부할 때보다 재미있는 취미생활을 할 때 그 습성이 강해지는 듯 보이긴 하지만 오랫동안 집중할 수 있는 과제집착력은 종이 접기를 통해서도 충분히 기를 수 있는 것 같다.

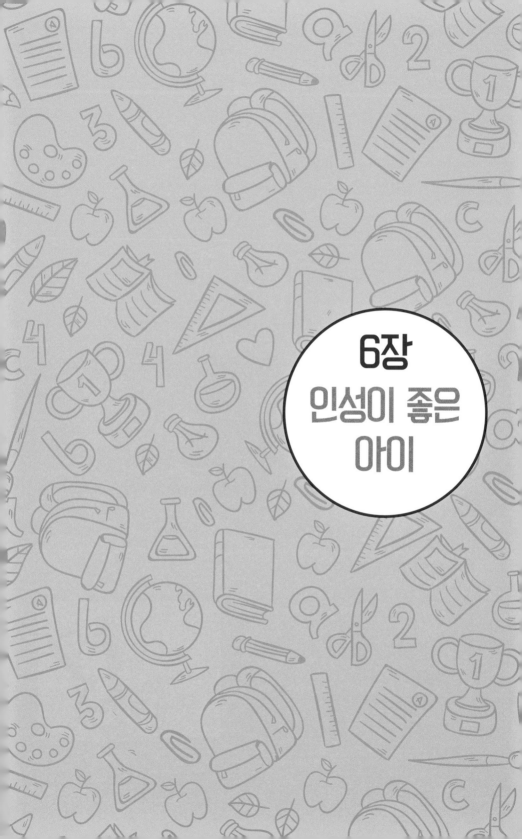

6장

인성이 좋은 아이

01

스승의 날 선물

2010년 5월 15일, 초등학교 3학년.

오늘은 스승의 날이다. 아들이랑 어떤 선물을 할까 고민하다가 비싸지 않으면서 정성이 들어가는 것으로 하자고 의견이 모아졌다. 그렇게 선택된 게 카네이션 볼펜이다.

볼펜이야 많지만 하나쯤 더 있다고 해서 나쁘지 않을 거 같고, 선생님들은 볼펜이 많이 필요하실 것 같은 생각이 들어서였다.

발품 대신 마우스품을 팔았다. 인터넷에서 주문했고, 한참을 비교, 분석, 고민하다 제품을 주문했다. 총 일곱 개를 만들 수 있는 세트다. 사진은 볼펜 하나만 들어가면 한 개를 만들 수 있는 재료들이다.

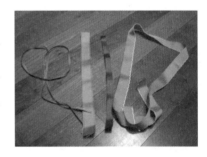

이런 구성이 일곱 개가 있는 셈이다.

판매처에서의 광고문구도, 구입한 사람들의 후기도 '누구나 쉽게 만들 수 있다'였다. 쉽다는 말에 만드는 걸 잘 못하는데도 용기를 내봤다.

그런데 생각보다 시간이 많이 들고 힘들었다. 바느질도 해야 하고, 글루건도 필요하다. 볼펜을 따라 리본을 돌돌 마는 것도 생각보다 어려웠다.

무엇보다 예쁜 카네이션이 안 만들어졌다. 꽃이 한쪽으로 삐뚤어지거나 자연스럽게 되지가 않는다. 리본도 자꾸 한쪽으로 기울고. 아무리 쉬운 거라도 '꽝손'은 어떤 식으로든 티가 났다.

바느질과 글루건 쓰는 일은 주로 내가 맡고, 양면테이프로 붙이고 볼펜을 돌돌 말고 하는 것들은 아들이 했다. 회사에서만 분업이 필요한 게 아니었다. 일의 효율성과 노하우 측면에서 분업은 옳은 일이었다. 예쁘게 만들어지지 않아서 그렇지 분업의 효과로 완성 속도는 점점 빨라지고 있었다.

계획을 행동에 옮기는 실천력과 책임감 훈련은 덤으로 얻을 수 있었다. 아들과 뭔가를 함께한다는 즐거움이 있고, 뿌듯함과 보람도 있다. 이렇게 나열하고 보니 장점이 많다.

며칠 전에 1차 시도, 중간에 포기를 했다가 결국은 어젯밤에 다시 한개만 제.대.로. 만들어보자 해서 다시 전력을 불태웠다.

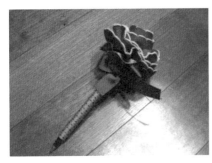 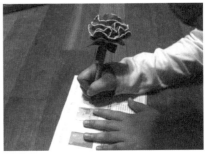

지금까지 만든 것들 중에 제일 그럴 듯하게 나왔다. 완성도가 제일 높았다. 거기다가 아들이 편지를 한 장 써서 넣었다.

짜잔~! 드디어 완성된 모습이다. (주의사항: 너무 자세하게 들여다보거나 사진을 확대해서 보면 안 된다. 최소 50센티미터 이상 떨어뜨리고 감상해야 예쁜 카네이션으로 보인다.)

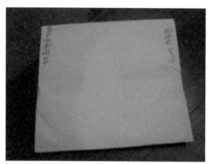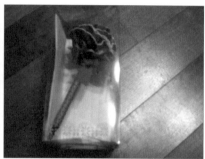

오늘 아침에 신나서 선물을 들고 등교하는 아들이 참 행복해보인다.

▌2010년 스승의 날 후일담

선생님께서 원래는 선물을 안 받겠다고 사전에 공지를 했고, 실제로 선물을 들고 온 친구들 것은 꽃을 제외하고 모두 돌려보냈다고 한다. 주연이 선물은 꽃이니 받겠다고 하면서 받아주셨단다. 다행히 우리의 진심이 받아들여져 감사했다. 놀이처럼 재밌게 만들긴 했지만 그래도 며칠 동안 고생한 게 물거품이 되었으면 많이 속상할 뻔했다.

김영란법이 시행되기도 전 이야기지만, 그때부터 학교에서는 예민한 사항이었던가 보다. 김영란법이 아쉬운 점은 껌 한 조각, 물 한 모금도 안 받겠다고 거절한다는 거다. 아이들의 순수한 마음이 상처 받지나 않을까 우려된다.

02

아들에게 칭찬받다

2011년, 아들은 초등학교 4학년.

나 나 오늘 저녁 먹고 가요. 이따가 교육 받아야 돼. 봉사활동하는 거.

남편 아, 그거? 응, 잘 받고 와!

회사에서 봉사활동으로 '신생아 살리기 모자 뜨기 캠페인'을 한다고 해서 얼른 신청했다. 그전에도 관심을 갖고 있었는데 모자 뜨기도 자신 없고, 알아봐야지 하면서 차일피일 미루던 참이었다. 이번엔 용기를 냈다. 사내에서 실시하는 이런 활동은 취지도 좋고 무료 또는 시중보다 저렴한 비용으로 참여할 수 있다. 초보자에겐 교육도 시켜준다. 참 좋은 캠페인이다. 이런 행사가 자주 있었으면 하는 바람이다.

인터넷 동영상을 보면 자세하게 나와 있지만, 교육을 시켜준다니 반가운 마음에 듣고 왔다. 퇴근하고 저녁 6시부터 두 시간 가량 모자 뜨는 방법을 배운다. 교육 시간엔 작은 샘플을 직접 만들어봤는데, 나를 비롯해 대부분 교육생이 완성하지 못하고 돌아갔다.

올해 초인가? 아들이 방학숙제로 목도리를 떠야 한다고 해서 뜨개질했던 기억이 있지만, 모자는 처음이라 교육이 필요했다.

키트를 하나씩 받았는데, 구성품들은 아래와 같았다.

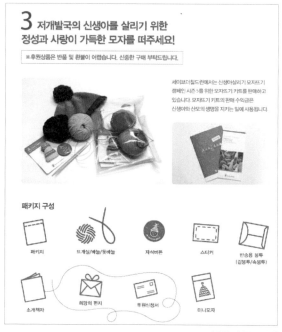

(출처: GS SHOP)

미니모자는 다 못했지만 예쁘게 떠야지 하는 부푼 마음으로 퇴근한다. 두근두근 설렜다.

아들에게 이러저러한 이유로 '모자 뜨기' 봉사활동을 하는 중이다 했더니, 대번에 얘기한다.

아들 엄마는 100% 천국 갈 거야. 한 사람의 생명을 살리는 일을 하고 있잖아!

나 그거… 칭찬이지?

아들 그럼~ 엄마 참 좋은 일 한다! 나두 도와줄게.

나 아냐, 아냐. 이건 나 혼자 해야지. 내 정성인데. 아! 그럼 우리 키트 두 개 더 사서 주연이랑 아빠랑도 하나씩 만들래?

남편 난 자신 없는데. 한 번도 안 해봐서 할 줄 몰라!

나 내가 가르쳐 주면 되지. 하자! 같이 하자~! 생명을 살리는 일이잖아. 천국에 같이 가야지~

남편 그러던가, 그럼. 주문해!

일이 좀 커지나 싶긴 한데. 남자들이 함께 동참한다니 덩달아 기분이 좋아졌다. 어제 저녁 늦은 시간이었지만 뜨개질에 빠진 나는 1시간 넘게 모자 만드는 작업에 착수했다. 13단 정도를 떴다.

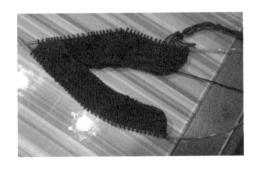

한 단 한 단 뜰수록 점점 모양이 갖춰질 거라 기대한다. 처음 한 줄은 아들이 떠보겠다고 하도 성화여서 딱 한 단만 허락했다. 예쁘게 만들어져라~ 예쁘게 만들어져라~ 주문을 외우면서 떠야겠다.

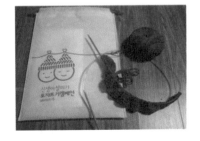

03

신생아 모자 뜨기 완성

2011년, 아들은 초등학교 4학년.

모자키트를 드디어 완성했다. 5일 정도 걸린 거 같고, 걸린 총 시간으로 따지면 반나절 조금 넘는 정도의 시간이 소요된 것 같다. 과장 좀 보태서 뿌듯함이 쓰나미처럼 밀려온다. 목도리는 몇 번 떠 봤는데, 모자는 처음이다.

첫 작품을 공개합니다! 두구 두구 두구.

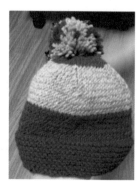 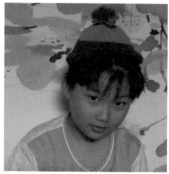

아들이 완성된 모자를 자꾸 머리에 써 보려고 시도한다. 신생아용이라 당연히 맞지 않는다.

나 안 돼에~ 자꾸 쓰면 늘어난단 말야~!

아들 한 번만 써보면 안 될까? 찬물로 세탁하면 괜찮을 거야, 엄마!

나 그래도 안 돼에~ 신생아들이 쓸 건데 늘어나면 어떻게 해! 큰일 나!

그러다 딱 걸렸다. 3분의 1은 이미 주연군 머리가 접수했다. 사진만 찍고 바로 압수!

남편과 아들도 해보고 싶다 해서 키트를 두 개 더 주문했는데, 하루저녁 사이에 마음이 변해버린 남편이다. 안 하겠단다, 배신자. 아무래도 내가 만들어야겠다. (근데 왜 즐겁지?) 뜨개질이 중독성이 있다. 한번 손에 잡으면 계속 하고 싶어진다. 눈에 보이는 성과가 있어서 그런가보다. 단순한 동작을 무념무상으로 반복하다 보면 마음이 편안하고 행복하다. 본 적은 없지만 꺼져가는 어린 생명이 내가 뜬 모자를 쓰고 생명을 연장한다고 생각하면 의미 있는 일을 했다는 보람도 있다. 착한 사람이 된 듯한 뿌듯한 마음이 기분도 좋게 한다.

아들은 토요일부터 모자 뜨기에 착수했다. 처음에 코를 잡아주고 하라고 했더니, 겉뜨기는 제법 떴다. 작년 겨울에 한 번 해본 경험이 있어서다. 앞으로 점점 단이 올라가면서 자리 잡아 가면 속도가 붙지 않을까. 모두 완성하면 보내기 조금 아깝다 할지도 모르지만 끝까지 완성할 수 있도록 계속 지켜봐야겠다.

대견하다. 하겠다고 마음먹고, 실천에 옮기고. 끝까지 완료하는 일만 남았는데 잘될 거라 믿는다.

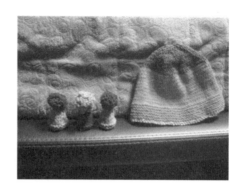

…아들의 모자는 끝내 내가 완성했다. 종이접기에서 보여주던 '과제집착력'은
어디 간 거니? 자기가 좋아하는 것에만 과제집착력이 발동되나 보다.

04

엄마의 꿈을 짓밟고 싶은
생각은 없는데

아들이 어렸을 때는 시간이 더딘 듯하면서도 한 달이, 일 년이 훌쩍 흐른다.

아이의 키가 커질수록 뿌듯함도 크지만, 상대적으로 느껴지는 내 나이는 낯설다. 시간은 갈수록 빠르고, 지난 시간은 되돌릴 수 없음에 아쉽고 안타깝기만 하다. 이렇게 내 젊은 날이 지나고 있다.

아들이 아홉 살 때 이야기다. 아들에게 내가 이루고 싶은 꿈들 중의 하나를 들려줬다.

> **나** 주연아, 엄마 꿈이 하나 있다.

> **아들** 뭔데, 엄마?

> **나** 전국을 걸어서 완주하는 거지, 도보로. 우리나라를.

> **아들** 왜?

나 그냥~ 걷는 게 좋아서. 한번 해보고 싶었어, 오래전부터. 엄마가 길치잖아. 한번 걸었던 길은 안 까먹더라고. 그런 것도 좀 있고.

아들 …엄마! 근데 말이야. 내가 엄마의 꿈을 짓밟고 싶은 생각은 없는데 말이야! 그거 하지 마! 확률이 반반이고, 힘들어!

표정으로 티는 낼 수 없었지만 속으로 너무 즐거웠다. 꿈을 짓밟고 싶은 생각이 없다는 표현도 재미있었고, 엄마 마음을 다치지 않게 하려는 조심스러운 배려도 예뻤다. 확률은 성공확률을 말하는 걸까? 완주에 성공하는 사람과 실패하는 사람이 반반이라는 통계는 어디에서 습득한 걸까?

나 알아. 힘들겠지. 너무 많이 걸어서 발에 물집 잡히고, 피 나고 아프고 무지 고통스러울 거야. 그래도 해보고 싶어.

아들 엄마! 나는 엄마가 걱정돼서 그래! 하지 마! 대신에 내가 돈 많이 벌어서 세계 일주시켜줄게. 응? 그러니까 그 꿈 포기해! 알겠지, 엄마?

그러고는 대답을 종용하듯 눈을 마주쳐온다.

마음속에 꿈을 간직하고서는 변하지 않게, 녹슬지 않게 자주 들춰보고 점검해야 한다. 제일 크게는 간절히 원해야 한다. 꿈이란 녹록하지 않은 녀석이라 일정량 이상의 땀과 노력을 요구한다. 쉽게 얻을 수 있는 것은 꿈이라고 부르지 않는다. 꾸준히 준비하고 하나씩 쌓아가며 필요한 경지에 올라야 한다. 꿈은 여러 조건을 만족해야 이룰 수 있다. 적절하게 운도 따라야 한다. 그런 과정이 있어야만 꿈을 이뤘을 때 성취감과 자부심이 크다.

그런 인내와 노력 없이 꿈이란 걸 이뤘다고는 할 수 없다. 지금부터라도 천천히 연습해서 완주를 못 한다 하더라도 절반, 아니 10분의 1이라도 도전하는 게 중요하다고 생각한다.

　그런데 아들아!

　세계 일주는 금전적으로 많은 부담이 될 텐데 괜찮겠니?

　세상 물정을 모르는 아홉 살이라 가능한 공약이겠지?

　이런 행복이 자식을 키우는 보람이 아닐까. 공수표가 될 가능성이 큰 얘기지만 성인이 되었을 때 아들에게 증거로 내밀 육아일기다.

　"여기 봐봐. 네가 다섯 살 때 엄마한테 이런 약속 했다니깐~"

　"이제 약속을 지켜야 하지 않겠니, 아들아?"

　아들이 몇 살쯤 되었을 때가 좋을까? 돈을 버는 나이여야 하겠고, 가능성을 높이려면 결혼 전에 해야겠지? 애인 생기기 전에? 유효기간을 안 정했으니 요구는 아무 때나 평생인 걸로.

05

이 상을 드립니다

2012년 겨울, 아들은 초등학교 5학년.

요즘 내내 우울모드다. 특별한 사건이 있었던 건 아닌데, 또 한 해를 보내자니 이런저런 생각들에 마음이 무거워졌었다. 한없이.

내년이면 회사생활 20년차. 좀 있으면 중년의 나이 40대다. 회사 다니며 꼬박꼬박, 차곡차곡 쌓인 월급통장 말고 이룬 게 뭐가 있나 싶었다. 뭘 더 이뤄야지? 사회적인 성공? 유명세? 가만 따져보면 특별히 하고 싶은 것도 없고, 되고 싶은 뭔가도 없다. 그런데도 뭔가 허하다. 이런 게 갱년기인가? 벌써 갱년기 운운할 나이인가? 아니겠지, 애써 부정하지만 여전히 마음은 공허하다. 딱 떨어지는 20과 40이라는 숫자가 머릿속을 지배한다. 감정을 자꾸 흔든다.

당장 내일, 한 시간 뒤에 어떤 일이 발생할지 아무도 모른다. 어마무시한 불치병 진단을 받을 수도 있고, 길을 걷다 교통사고가 날 수 도 있다.

불안한 미래를 대비하겠다고 돈과 시간, 행복까지도 뒤로 유예하며 지냈던 바쁜 날들이 스쳐 지난다. 그렇게 미래를 위해 아껴왔던 날들 속에 갑자기 불행이 덮쳐오면 얼마나 후회될까. 얼마나 억울할까.

나 자신보다는 남을 배려하고, 가족을 위해 내 즐거움을 양보하지는 않았는지 그런 생각들이 자꾸 커져갔다. 서러워서 눈물이 났다. 감정기복이 하루에도 몇 번씩 롤러코스터를 탄다. 별일 아닌 일에도 파르르 한다. 짜증과 분노를 토했다가 이유 없이 웃음이 나기도 했다. 나 스스로를 깊은 독방에 가두고 병과 약을 번갈아 가며 주곤 했다.

"그동안 고생했다. 여기까지 오느라 애썼다."

우연히 본 김창옥 교수의 강의가 눈물샘을 자극했다. 내게 해주는 말 같아서 눈물이 났다. 지쳤나 보다. 뭔가 변화가 필요했다. 가까운 곳이라도 여행을 다녀와야겠다고 다짐했다. 그동안 열심히 살아온 나에게 '선물'을 좀 해야겠다. 그런저런 생각들을 하고 있었다.

내 기분이 꿀꿀해 있으니 아들이 눈치를 본다. 비위를 맞추려 노력한다. 이런 나를 알아주는 건 남편보다 아들이 좀 더 빨랐다. 계속 이유를 묻기에 이런 마음의 시끄러움을 토해냈더니 즉석에서 '표창장' 하나를 만들어 내민다.

표창장
엄마 주정자

위 엄마는 20년 동안 열심히 회사를 다니고 주연이를 키우고 가족의 일원으로 가정을 꾸리고 말 못할 정도로 많은 다수의 일을 하였으므로 이 상을 드립니다.

2012년 12월 27일
아들 주연 (인)

깨끗한 A4 용지에 상장처럼 상하좌우에 큼지막한 여백을 주고 연필로 악필이지만 정성이 느껴지는, 손으로 쓴 상장이었다. 오타도 없고, 아들의 사인까지 들어간 그럴듯한 상장이었다.

이런 아들을 어떻게 사랑하지 않을 수 있을까. 아들 고마워♥

06

아들의 병간호

2012년 12월, 아들은 초등학교 5학년.

몸살감기로 감기를 달고 다닌 게 일주일이 넘었다. 감기에 잘 안 걸리는데 이번엔 좀 심하게 걸렸다. 몇 년 치 감기가 한꺼번에 온 것 같다. 약을 며칠 먹다가 나은듯해서 약을 끊었더니 증상이 다시 나타난다. 약 기운으로 정상이 된 것처럼 보였나 보다. 어제는 더 버티기 힘들어 부랴부랴 병원을 찾았다. 엉덩이 주사를 다시 맞고 이번엔 5일치의 약을 처방해 달라고 했다. 약을 먹으니 멍한 상태가 지속된다. 졸린 것도 같고, 약 기운에 취해 통증은 없는데 물위를 걷는 듯 몸의 무게가 느껴지지 않고 몽롱하기만 하다. 꿈을 꾸는 듯 움직임에 대한 현실감이 없다. 어젯밤엔 내 컨디션이 안 좋은 걸 눈치 챈 아들의 간호가 있었다.

엄마 괜찮아요?

머리는 안 아파요?

추운 건 이제 가셨죠?

열 있나 재 봅시다.

체온계를 직접 귀에 대주며 온도를 확인한다. 물수건을 준비하겠다며 수건을 준비하려는 걸 억지로 말렸다. 대야에 물을 떠서 휘청거리며 들고 오는 걸 상상하니 아찔했다. 열이 다시 오르려고 한다. 아들이 가만히 있는 게 엄마를 도와주는 건데, 그 말을 하면 상처받을 것 같아 머리로만 생각한다.

남편의 미니미다. 영락없이 남편의 모습이다. 남편이 주말부부로 지방에 있으니 남편 역할을 아들이 한다. 옛날 엄마들이 남편이 없을 때 큰아들에게 의지하는 게 이런 마음이었을까? 고마운 마음이 크지만 몸이 힘드니 성가신 마음도 있다. 그런 마음을 먹었다는 게 죄책감을 느끼게도 한다.

남편보다 조금 더 친절하고 배려심이 있지만, 고집은 세서 본인이 생각하는 걸 꼭 해야만 한다. 가슴 역할을 하라고 세숫대야에 물을 받아와 수건을 반쯤 넣고 한쪽 끝은 물 없는 대야에 걸쳐놓았다. 끝내 대야가 안방에 들어왔다. 자다 깨다 하다가 아들이 자꾸 말 시키며 걱정하는 통에 잠이 달아났다.

자다가 일어나 괜찮다는 말로 여러 번 안심시킨 뒤 책을 조금 읽다가 뜨개질 조금 하다가 잠자리에 들었다. 좀 일찍 자려 했는데, 평소에 그 시간이다. 밤 12시….

엄마의 보살핌을 받아야 할 아들이 남편의 빈 자리를 채운다. 어린 아이에게까지 보호 본능을 일으킬 만한 연약한 스타일은 분명 아닌데, 이유가 뭘까. 책임감이 남다른 남편을 가까이서 지켜보던 아들. 무의식중에 각인된 아빠의 행동을 흉내 내는 걸까. 평소에 친구처럼 지낸 엄마라 어른이라고 느껴지지 않는 걸까.

성장기의 남자아이는 성인 남성의 남자다움을 모방하며 자란다. 가장 가까운 아빠를 따라 하며 만족감을 느끼는지도 모르겠다. 또래 친구들 사이에서도 어른처럼 뭔가를 척척 해내는 친구가 인기가 많다. 어른처럼 키가 크거나 축구를 잘하거나 어른스럽거나 하는, 어린이가 아닌 성숙한 모습을 보일 때 부러워하고 우러러보는 것 같다.

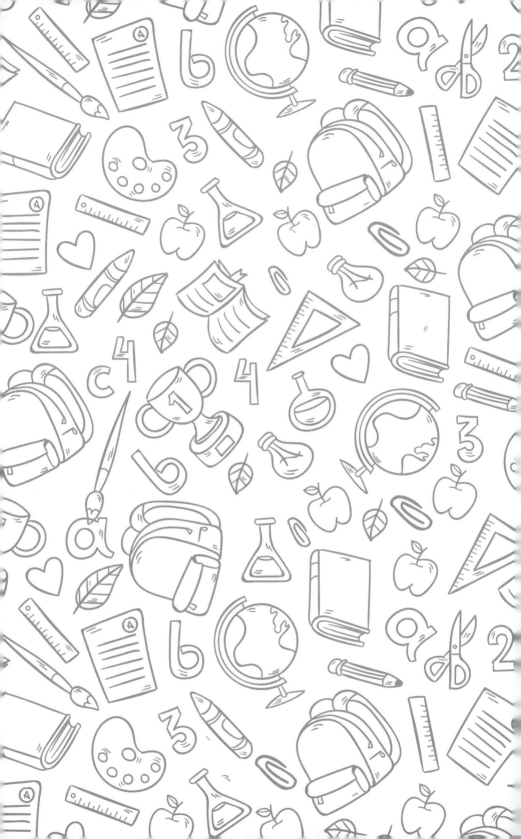

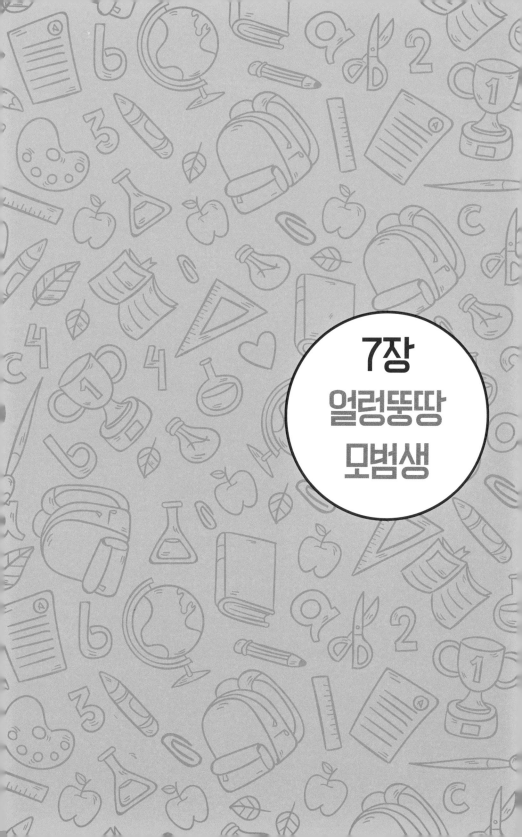

7장

얼렁뚱땅
모범생

01

수학 공부방법

아들은 수학을 좋아한다. 수학은 초등학교 고학년이 되면 급격히 어려워진다. 때문에 학년이 올라갈수록 수포자(수학 포기자)는 늘어날 수밖에 없는데, 그 대열에 끼지 않은 건 물론이고 좋아하기까지 하니 참 다행이다.

아들과 수학의 만남은 유치원 때였다. 어린이집 교육프로그램 중에 수학이 있었다. 유치원생이니 단순한 덧셈, 뺄셈의 연산문제를 푸는 수준이었을 것이다. 그러다 점차 초등학교 교과서를 살짝 맛보는 수준이었다.

야외활동보다 집돌이, 집순이로 집안에서 보내는 시간이 많으니 실내에서 이것저것 많은 걸 하게 된다. 구구단도 미리 알려줬었다. '학교에 가면 어차피 외워야 할 테니 자연스럽게 배우면 좋지 않을까' 하는 취지는 좋았으나 아들이 처음엔 시큰둥해서 그냥저냥 지나갔다. 강제로 주입하려다 거부감이 커지면 큰일이니 강요할 수는 없는 일이다. 그러다 어린이집에서 구구단을 배우는 즈음에 관심을 보였고, 그때 진지하게 알려줬다. 아이가 관심을 보일 때 가르치는 게 제일 효과가 좋다.

"이 일은 이, 이 삼은 육, 이 사 팔…"

특유의 리듬을 보여 가며 엄마, 아빠가 외우는 시범을 보였다. 그게 재미있었는지 곧잘 따라 한다. 2단은 놀이처럼 따라 하기 쉽다. 원리도 설명해줬던 것 같다.

> **나** 2×1, 2×2, 2×3… 2×9 이렇게 쓰는데, 앞에 숫자가 있고 뒤에 숫자가 있지? 곱하기 뒤에 있는 숫자는 앞에 숫자를 몇 번 더하면 되는지를 말해주는 거야.

> **나** 예를 들어서 2×3=6은 2가 세 번 반복된다는 뜻이야. 2가 세 번 나오니까 2+2+2가 되니까 이거를 모두 더하면 얼마가 되지? (계산하도록 시간을 준다) 그치? 6이 되지. 6 맞지?

> **나** 2가 한 개면 2가 되고, 2가 두 개면 2 더하기 2니까 4가 되는 거고. 그 뒤로는 계속 2씩 더해 가면 되는 거야.

처음에는 갸우뚱하더니, 반복해서 설명해주니 곧 감을 잡는 것 같다.

2단, 3단은 쉽게 외웠다. 한 단계씩 늘려가면서는 지루해지고 재미가 없어진다. 그래서 리듬감 있게 함께 읽고 외우면서 퀴즈를 병행했다. 누가 더 많이 맞추는지 게임하듯이, 서로에게 퀴즈를 낸다. 한 명이 문제를 내고 상대가 답을 맞추면, 답한 사람이 다시 문제를 내는 식이다.

흥미를 느끼고 자신감을 심어주기 위해 아들한테는 쉬운 문제를 낸다. 아들은 엄마에게 어려운 문제를 내지만, 틀렸는지 맞았는지 확인하기 위해서는 자기가 아는 문제를 내야 한다.

결국, 초반엔 서로가 서로에게 쉬운 문제를 낸다. 그러다 서서히 엄마의 계략이 시작된다. 아이의 눈치를 봐가며 난이도 조절을 한다. 놀이의 의도는 구구단을 재미있게 가지고 놀면서 짧은 시간에 아들의 머릿속에 최대의 양을 기억시키려는 것이다. 놀이의 의도를 꼭 명심해야 한다.

아이의 성향에 따라 어떻게 해야 할지, 어떤 방법이 먹힐지는 머리를 좀 써야 한다. 전략적으로 게임을 이끌어야 한다. 아들의 기분이 나빠지거나 흥미를 잃으면 실패한 전략이다. 분위기를 잘 살펴야 한다. 중간중간 칭찬도 해주고 비위를 잘 맞춰가며 밀고 당기기를 해야 한다. 연인 사이에만 밀당 기술이 필요한 건 아니다.

구구단을 떼면 수학은 더 쉬워진다. 어린이집에서는 또래의 아이보다 조금만 앞서나가도 자신감을 느낀다. 아들은 어린이집에서 푸는 수학을 좀 시시해했다. 그래서 집 근처 수학학원을 알아봤다.

수학학원을 결정하는 기준은 딱 한 가지였다. 아이 스스로 풀 수 있도록 수업이 진행되는지였다. 어떤 학원에서는 문제 푸는 요령을 알려준다. 자격증을 따기 위해 다니는 학원에서 정답을 찾는 요령과 패턴을 알려주는 것처럼 말이다. 그런 학원에 길들면 아이 스스로 문제를 풀려고 고민하지 않는다. 그저 배운 공식을 적용한다. 동일한 패턴의 문제가 나오면 풀어내지만 앞뒤를 약간만 변형하면 같은 문제인지 인지하지 못한다. 분명 자신이 풀어본 문제인데도, 조금만 비틀어 놓으면 새로운 문제로 인식한다.

새로운 패턴의 문제가 나오면 '선생님, 이 문제는 어떻게 풀어요?' 하며 선생님을 쳐다본다. 선생님은 언제나처럼 설명과 함께 떠먹기만 하면 되는 팁을 알려주실 테니까.

수학은 문제 유형에 따라 푸는 방식을 외우는 암기과목이 아니다. 개념과 원리를 이해하고 어떻게 풀지 스스로 고민해야 한다. 스스로 고민하고 반복해서 풀다 보면, 어떤 공식을 대입하면 쉽게 풀리는지, 어떤 공식으로 풀어야 더 빠르게 풀 수 있는지 감이 잡힌다. 다양한 문제를 풀며 몸으로 체득하고 습관이 잡히는 과정이다. 대신 많은 문제, 다양한 문제를 풀어봐야 한다. 어쨌든 문제 푸는 요령을 알려주는 학원만 아니면 되겠다 생각했다.

우리가 선택한 수학학원은 공부방에 가까웠다. 집에서 가깝기도 했다. 초등학교 1학년 문제집부터 풀었다. 그 학원이 좋았던 점은 아이가 스스로 풀 수 있게 시간을 줬다는 점이다. 처음에 개념을 같이 읽으며 설명해주고, 혼자 풀어 오라고 시간을 준다. 1차 채점을 하고 틀린 문제는 다시 한번 풀어보라고 돌려보낸다. 다시 풀어서 채점하면 풀리는 문제도 있고 그렇지 않은 문제도 있다. 두 번까지 기회를 주고도 못 푸는 문제는 선생님의 설명을 들으며 같이 푼다. 그런 학습방식이 마음에 들었다.

수학학원은 매일 1시간씩 주 5일을 다녔다. 하루에 한 시간씩 꾸준히 문제를 풀었고, 다 푼 문제지가 쌓여갔다. 어느 순간 초등학교 1학년, 2학년, 3학년의 문제집까지 풀고 있었다. 아들이나 우리 부부나 다 푼 문제집이 쌓일수록 뿌듯함이 늘었다. 아들의 자신감과 자존감도 높아갔다. 거기서 흥미와 재미가 더 붙었던 것 같다. 아들은 수학을 좋아하고 재미있다고 입버릇처럼 말할 정도였고, 학원 선생님도 칭찬을 많이 하셨다. 이해력이 좋고, 똘똘해서 가르치는 맛이 있단다.

얼떨결에 초등학교 들어가기도 전에 3년 선행을 한 셈이었다. 한 권, 한 권 문제집을 푼 것이 그런 결과를 가져왔다. 그러다 어느 순간 3년 선행의 양적인 결과가 아니라 얼마나 깊이 이해했는지 질적인 문제를 고민하게 되었다. 아들의 관심을 높이고 호기심을 자극하기 위해 학원 선생님이 그저 문제집 레벨만 높인 건 아닌지 궁금해졌다. 객관적인 수준 파악이 필요했다.

'깊이 없이 무작정 선행만 시키는 게 옳은 걸까?'

'아들이 수학을 진짜 잘하는 게 맞나?'

그래서 좀 알아보니 경시대회, 올림피아드 같은 전국대회가 있단다. 올림피아드는 수준이 매우 높아 보였고, 그보다 낮은 대회로 '수학경시대회'에 관심을 두기 시작했다. 아들과 의논해서 첫 시험을 치르기로 했다.

초등학교 2학년 때 수학경시대회에 처음 참가했다. 첫 도전인데 은상을 받아왔다.

'별로 안 어려운가?'

처음엔 의심했고, 믿기 힘들었다.

100점 만점에 68점을 받았는데 은상이란다. 그제야 시험문제가 어려웠구나 싶었다. 전국 각지에서 900명이 넘는 학생이 응시했다. 전국석차가 7등, 경기 지역에서는 2등이란다.

"오호~ 아들이 수학을 좀 하네?"

우리 부부도 놀랐다. 칭찬을 해줬더니 아들 어깨가 으쓱해진다. 자신도 기대를 안 했는데 상을 준다고 하니 무척 좋아했다. 그때부터 일 년에 두 차례씩 '성대경시대회', 'KMC'에는 꼭 나갔다. 연중행사가 되었다. 해마다 시험의 난이도는 높았다가 낮았다가 했다. 난이도에 따라 점수가 들쭉날쭉하기는 했지만, 매번 기대를 저버리지 않고 장려상 이상은 받아왔다. 다 푼 문제집에 이어 경시대회 메달과 상장도 늘어갔다. 기특했다. 아들도 수학이 자기 인생에서 친한 과목이 되었다고 느꼈다. 수학에 대해 자신감이 충만한 시기였다.

어떤 것을 좋아하면 잘하게 된다. 잘하게 되면 더 재미있어진다. 좋아하는 것이니 관심이 많고 새로운 걸 받아들이거나 기억하는 일에 더 적극적이 된다. 무엇이 되었든 좋아하는 것을 뛰어넘어 즐기게 되면 게임 끝이다. 옆에서 보기에 아들이 수학을 즐기는 단계까지는 아니지만, 여전히 좋아하고 잘하는 과목으로 꼽는다.

'좋아하고 – 잘하고 – 더 좋아지고 – 더 잘하게 되는' 고리가 만들어진다. 악순환이 아니라 선순환이다. 선순환 고리에 올라타기만 하면 된다.

02

시험공부 계획 짜기

2009년, 아들은 초등학교 2학년.

얼마 전에 마트에서 아들과 함께 쇼핑했다. 화이트보드와 펜, 지우개를 사왔다. 아들 방 한켠에 화이트보드를 걸었다. 콘크리트 벽이라 못이 잘 안 들어가는 걸 몇 번의 실패 끝에 겨우 완성했다.

게시판이 생겨 처음엔 낙서하고 그림 그리고, 의미 없는 것들을 썼다 지웠다 하며 놀았다. 좀 지나서는 해야 할 일을 적었다. 예를 들면, 아래와 같은 메시지를 출근하면서 적어놓는다.

4월 23일 주연이의 Mission

1. 학교 잘~ 다녀오기
2. 피아노 학원가기
3. 밥 맛있게 먹기
4. 재밌게 놀기

숙제와 숙제 아닌 것을 적절히 섞어서 기록한다. 아들이 보고 코멘트를 하기도 하고, 어떤 날은 아예 쳐다도 안 본 것 같다.

그러다 게시판을 제대로 활용했다. 초등학교 2학년, 마지막 기말고사가 코앞으로 다가왔던 어느 날이었다. 시험공부를 해야 할 시기인데, 아들은 아무 생각이 없어 보여 옆구리를 찌르기로 한다.

아들을 움직이기 위해선 조곤조곤 설명해서 이해시켜야 한다. 스스로 공부하도록 동기부여 시켜줘야 한다.

나 주연아! 시험 얼마나 남았지?

아들 시간 쫌 남았을걸요.

나 며칠이야? 시험범위는 다 정해졌어?

귀찮은 표정이다.

나 시험 범위랑 일일 계획표 짜 보는 건 어때? 한꺼번에 다하려면 시간이 없어. 엄마도 학교 다닐 때 벼락치기 많이 해봤는데, 매번 후회했어. 좀 더 일찍 공부 시작할 걸 하면서. 하루에 조금씩 풀면 부담도 없고 괜찮을 거 같은데. 우리 계획표 한번 짜 보는 거 어때?

살살 꼬드긴다. 아직은 엄마 말이 먹히는 나이다. 순진하고 자아가 생성될랑 말랑 하는 초등학교 2학년이다.

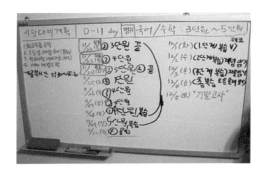

파란색과 빨간색은 내가 썼다. D-11부터 공부를 시작하기로 합의하고 계획을 짠다. 파란색으로 날짜만 쭉 써 놨다. 그 옆에 빈 칸을 아들이 어떤 과목을 얼마만큼 공부할지 적어야 한다. 검정색이 아들이 채워 넣은 내용이다. 그리 빡센 일정은 아닌 것 같다.

자발적으로 시험공부를 하게 하려는 목적이니 분량이나 시간은 아들 의견을 존중한다. 너무 엉뚱하거나 좀 헤매는 것 같으면 도와준다.

시험범위를 계산하고 일별로 조금씩 나누면서 계획을 세운다. 쪼개서 나눠놓은 계획을 칠판에 옮기면서 의욕이 불끈불끈 솟는 모양이다.

의욕 충만, 동기부여 완료, 살살 꼬드겨 계획수립도 완료!

공부시간은 의욕적으로 3시간을 잡아놨지만 제대로 지키지는 않았던 것 같다. 하지만 스스로 세운 계획이라 3~4일은 잘 지켰다. 시켜서 하는 것과 스스로 하는 것에는 마음가짐이 달라진다.

자기주도학습을 강조하는 이유는 본인의 의지에 따라 선택하고 행동으로 옮겼을 때 효과가 제일 높기 때문이다. 부모의 은근한 강요로 시작되었지만, 혼자 계획을 짜면서 자신의 의지로 스스로 결정한 것처럼 느끼게 한다면 아이는 자발적이고 능동적으로 움직인다.

03

영어 공부방법

아들과 영어의 만남은 유치원 때부터다. 유치원 영어수업으로 처음 접했다. 우리나라에서 영어과목의 중요성은 긴 말이 필요 없다. 조기교육, 원어민교육, 영어유치원 등 영어시장에서는 각 학원에서 강조하는 말들로 가득했다. 그들이 강조하는 것들은 하나같이 불안감을 조성하기에 충분했다.

어떤 학원이 좋다는 얘기는 말하는 사람에 따라서도 달라졌다. 어떤 학원이 좋은지 판단이 안 되었다. 내 아이에게 어떤 교육방식이 맞을지도 역시나 안갯속이었다. 주변에서 영어유치원을 보낸다는 얘기도 심심찮게 들었던 우리는 불안했다. 우리 아들은 이제 겨우 알파벳을 뗀 수준인데 늦었구나 싶기도 했다.

유치원에서 수업하는 것 말고, 추가로 어떤 학원을 보낼까 고민했다. 몇몇 학원에서 상담을 받고 레벨테스트도 해봤는데 크게 끌리지 않았다. 입시학원 분위기에 매일매일 단어숙제와 시험이 있다는 말을 듣고 아들은 겁을 먹었다. 시험을 통과하지 못하면 나머지 공부를 시킨다는 학원도 있었다. 레벨테스트를 하면서 힘들어하기도 했다. 그러다가 '윤선생 영어'를 알게 되었다.

'윤선생 영어'는 상담을 받는 내내 자유롭고 편안한 분위기였다. 윤선생 영어에서 처음 시작하는 단계가 '파닉스'인데, 화려한 색감의 교재와 재미있게 유도하는 발랄한 목소리가 아들의 주목을 끌었다.

매일 카세트테이프 한 면을 듣고 간단한 퀴즈를 풀어둔다. 일주일에 한 번씩 선생님이 방문해서 진도와 숙제를 체크하고 잘못된 부분은 바로잡아주거나 보충설명을 해준다. '파닉스'를 할 때는 다음 책이 궁금해서 빨리 진도를 나가고 싶어할 정도로 교재를 기다렸다. 매일매일의 숙제도 자발적으로 끝내 놓는다. 윤선생을 유치원부터 초등학교 5학년까지, 적어도 6년 이상은 한 것 같다. 그렇게 재밌어 하던 영어였지만, 4학년부터는 슬럼프가 왔다. 갈수록 교재내용이 진지해지고, 지문이 긴 데다 어려워지니 대충하거나 숙제를 거르는 일이 많아졌다. 뭔가 새로움이 필요했다.

> **나** 주연아, 너 친구들은 영어학원 어디 다녀?

> **아들** 몰라. 안 물어봤는데.

> **나** 주연이가 요즘 윤선생이 재미없어진 거 같애. 그치? 숙제도 잘 안 하고 아침마다 전화받는 것도 넘 힘들어하고. 어떻게 생각해?

> **아들** ….

> **나** 친구들 어떤 학원 다니는지 스캔 한번 해봐!

> **아들** 응. 알았어, 엄마.

그리고 며칠 후에 아들에게 다시 물어봤더니, 몇 개 학원이 물망에 오른다. 두 군데 학원 중에 한 곳은 선생님이 때린다고 절대 가지 말아야 할 곳이라 한다. 반면에 청담어학원은 칭찬만 한다. 반 친구 하나가 청담으로 오라고 꼬시고 있는 것 같다.

아들과 함께 청담어학원에서 상담을 받고 레벨테스트도 한다. 아들 머릿속에 호의적인 학원이라 결정은 금방 내려졌다. 성적이 안 좋으면 학원에서 받아주지 않거나 다른 학원을 소개시켜준다고 했다. 다행히 레벨테스트도 나쁘지 않은 성적이 나왔다. Tera반으로 합류하면 된다고 했다. 윤선생 영어로 배운 실력도 꽤 괜찮았던 모양이다.

일련의 프로세스대로 수강료를 입금하고 교재를 구입하고 셔틀버스 안내를 받고, 드디어 학원에 간 첫날이었다. 그렇게 자신의 학원으로 오라고 영업(!)을 했던 친구가 한마디 했다고 한다. "Welcome to the hell."

나 헐~ 진짜? 아들 괜찮겠어?

아들 에이, 엄마. 농담이야. 걔가 장난치는 거야. 원어민 선생님이랑 부담임 선생님이랑 좋은 분 같애. 수업도 재미있고. 괜찮을 거야.

농담이라는 말을 듣고 마음을 놓았다. 잘 지내야 할 텐데, 걱정이 앞서기도 했지만 아들을 믿는다. 청담어학원은 그렇게 시작해서 4년을 다녔다. 최고 레벨인 master까지 갔으니 자신감을 가질 만도 한데, 어쩐지 아들은 영어에 자신 없어 한다. 내 추측이건대, 학원에 워낙 영어를 잘하는 어린 친구가 많아서인 것 같다. 외국에서 살다 온 친구도 있고, 어릴 때부터 청담을 다녔던 친구도 있다. 출발선이 다른 친구와 자신을 비교하니 당연히 자신감이 떨어질 수밖에 없다.

아들은 청담을 다니고부터 학교 영어시험은 따로 공부하지 않았다. 문법이 약했지만, 빈칸 채우기나 틀린 단어는 감으로 찾는 것 같았다. 틀린 보기 찾기는 한번 읽어보고 갸우뚱하면 그게 정답인 경우라고 했다. 어색한 문장을 문법적으로 찾는 게 아니라 느낌으로 찾는 것 같았다. 아들이지만 참 부러웠다. 내가 그 수준이면 얼마나 좋을까. 저 조그만 머릿속에 든 걸 복사해올 수 없을까? 그런 방법이 있다면 소원이 없겠다.

04

노트 필기 방법

아들은 책을 좋아한다.

어릴 때는 지식과 정보를 주는 책을 많이 읽었는데, 책을 고를 수 있는 나이가 되자 재밌는 장르소설에 심취했다. 소설만, 그것도 장르소설만 읽는 아들이 염려되었다. 추리, 판타지, 로맨스, 로맨스판타지, 잔혹, 공포 등 장르도 다양하다. 성장기 어린이가 고루 섭취해야 하는 것이 꼭 음식만은 아니다. 책도 골고루 읽어야 한다. 아들의 독서습관은 균형 잡히지 않고, 한쪽으로 치우쳐 있어서 불안했다. 다른 한편으론 소설이라도 많이 읽으면 되지 않을까 하는 생각에 적극적으로 말리진 않았다. 나부터도 에세이와 소설로 치우친 독서를 하니 큰소리칠 입장은 아니었다. 다만 아들에게 다른 종류의 책을 읽히려고, 관심을 끌 수 있게 하려고 자주 꼬시던 기억이 있다.

아쉽게도 책 제목은 기억이 안 난다. 자기주도학습이 몸에 밴, 공부 잘하는 학생들이 정리한 노트필기의 사례를 정리한 책이었다. 책에서 소개한 사례는 개인차가 있었다. 여학생, 남학생의 성별차이도 있었고, 꼼꼼한 아이들이 많았던 것 같다. 글씨가 예쁜 학생의 사례는 예술작품을 보는 듯, 프린트물을 보는 듯 깔끔하게 정리되어 있었다.

그 책을 읽도록 설득했다. 사진과 사례 중심이어서 그다지 지루하지 않은 책이었다. 그 책은 읽고 나면 막 따라하고 싶어지게 한다. 쓰기를 싫어하는 아들이었지만, 책을 읽은 후 조금 달라졌다. 책을 완독한 후에 노트필기를 시작했고, 여러 곳에서 흔적이 발견되었다.

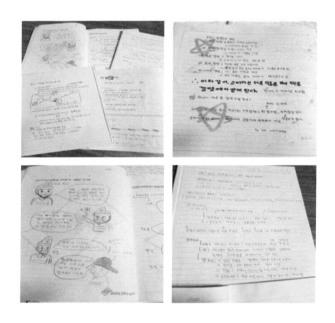

아들은 특정한 사람의 사례라기보다 여러 학생들의 사례 중에 자신에게 맞는 것들로 조금씩 차용한 것 같았다. 그림 위주의 정리가 많았고, 색깔 있는 펜을 사용해가며 정리하기도 했다. 주요 암기 과목 위주로 정리한 노트를 시험 하루 전날에 복습하며 마무리 공부를 하고는 했다. 모든 과목을 하는 것 같지는 않았다. 역사를 요약정리한 내용이 많았다.

책이 독자에게 주는 것 중에는 감동, 정보전달, 위로, 생활의 팁 등 다양하게 있겠지만, 이렇게 행동으로 옮기도록 하는 책도 있다. 책을 읽고 실천하는 아주 모범적인 사례라 하겠다. 습관까지 들면 좋겠는데, 약발이 오래가지 않는다는 게 문제다.

뭔가를 쓴다는 일은 시간과 노력이 필요한 일이라 아이에게도, 어른에게도 일정량의 희생과 고통을 수반한다. 고통을 감수하면서 힘낼 수 있게 동기부여해 주는 책들이 있다. 노골적으로 강요하지 않으면서 자발적으로 동참하게 하는 은근한 책들이 좋다. 하지만 그런 책을 만나는 게 쉽지는 않다.

또 아이가 훌쩍 커버리면 그런 책을 읽지 않는다. 행동을 유도하고 변화하도록 설득하는 내용임을 알기에 선택하지 않는다. 자기계발서도 그렇고 이런 노트필기법 같은 책은 먹힐 때 최대한 읽혀야 한다.

05

셀카와의 만남

중학교 2학년, 겨울방학이었다.

청담어학원에서 상담 안내문이 왔다. 특목고에 관심 있는 사람은 상담접수를 하라고 했다. 토요일로 상담을 잡았고, 온 가족이 상담을 받으러 갔다. 온 가족이라 해봐야 셋이다. 아들을 데려갈까 말까 고민했는데, 데려가길 200%는 잘했다. 당사자인 아들이 제일 중요하다. 그 다음으로 중요한 사람이 수강료를 결제하는 부모다.

어느 추운 토요일, 작은 상담실에 모였다. 한 가족당 30분만 얘기할 수 있었다. '셀카에듀'라고 하는 곳에서 대표가 혼자 나와 상담을 하고 있었다. 별도의 학원인지 소수의 몇 명이 프리랜서로 운영하는지 알 수 없었다. 셀카라는 이름도 사실 처음 들었다. 이런 쪽에 여전히 배움이 필요한 불량엄마다. 자소서(자기소개서)와 면접을 도와주는 선생님들로 구성된 작은 단체인 것 같았다. 셀카에 등록하면 매주 한 번씩 청담어학원의 강의실을 빌려 셀카 선생님들이 교육을 한다. 청담에서 운영하는 프로그램은 아닌 것 같고, 청담과 셀카 간에 어떤 계약을 맺은 것 같다.

상담 초반에는 일방적으로 듣기만 했다. 좋은 학교에 가려는 학생들의 수준과 학교가 어떤 수준의 학생을 원하는지, 진학의 추세는 어떤지에 대해 전반적으로 듣는다. 교육방식과 어느 레벨의 아이들이 가는지, 어떤 것들이 필요한지 짧고 빠르게 설명해주신다. 주로 설명의 예시로 사용되는 곳이 대치동이다. 그곳의 높은 교육열과 아이들의 수준은 얘기만 들어도 입이 쩍 벌어졌다. 특목고에 가기 위해 흔히 말하는 스펙을 쌓는 일과 합격하기까지 어떻게 접근해야 하는지 자신들이 가지고 있는 노하우를 가르쳐 주겠다고 했다.

상담 후반엔 우리가 질문을 했다. 남편과 내가, 아들이 돌아가며 질문한다. 상담 경험이 많아 보였고, 질문이 대동소이한지 막힘없이 준비한 말들을 쏟아낸다. 듣는 우리 입장에서는 두리뭉실한 얘기도 있었고, 새로운 정보도 있었다.

수학을 잘한다는 아들의 말에 대번에 '상산고'를 추천한다. 처음 듣는 학교였다. 우리가 알고 있는 특목고는 아니었다. 막연하게 '경기과학고'를 생각하고 있었는데, 아들은 과학이 부족했다. 영재학급의 문을 두드렸지만 과학이 부족해서 떨어진 이력이 있다. 과학은 학원을 다녀본 적도 없고, 따로 공부를 한 적이 없다. 학교에서 보는 교과서와 매달 신나게 읽는 《과학 동아》 잡지가 전부였다. 600페이지가 넘는 칼 세이건의 『코스모스』를 읽은 이력은 과학 관련 스펙에는 아무런 도움이 되지 못했다. 셀카에 등록하기로 약속하고 기나긴 상담을 끝냈다. 1시간이 훌쩍 지나있었다. 상담선생님은 '이제 자유다' 하는 표정이었고, 기다리던 뒷사람들은 오랜 기다림에 지쳐 보였고, 조금 짜증이 난 듯 보였다. 처음 보는 사람이었지만 '죄송하다'는 말로 양해를 구했다. 언제 이리 시간이 갔는지 모를 정도로 피가 되고 살이 되는 시간이었다.

그때부터 '상산고'를 알아보기 시작했다. 가능성이 높은 곳에 도전하는 게 확률을 높이는 일이다.

겨울방학이 끝나고 중학교 3학년이 시작되었다. 3월부터 매주 일요일에 셀카를 다니기 시작했다. 일주일에 한 번씩 교육을 받고 오면 뭔가 움직임이 생긴다. 동기부여가 확실하게 되어 오곤 했다.

차시	주제	일요일	차시	주제	일요일
1	자기소개	05/18	15	특목 자사고 전형 안내	07/20
2	리더십	05/18	16	자기소개서 3	07/27
3	자기소개서 1	05/25	17	자기소개서 4	08/03
4	생활기록부	05/25	18	자기소개서 첨삭 확인 및 수정(1차)	08/10
5	자기소개서 2	06/01	19	자기소개서 첨삭 확인 및 수정(2차)	08/17
6	학습법	06/01	20	자기소개서 첨삭 확인 및 수정(3차)	08/24
7	독서	06/08	21	자기소개서 첨삭 확인 및 수정(4차)	08/31
8	인생로드맵	06/08	22	자기소개서 첨삭 확인 및 수정(5차)	09/07
9	직업탐구	06/15	23	자기소개서 첨삭 확인 및 수정(6차)	09/14
10	롤모델	06/15	24	자기소개서 첨삭 확인 및 수정(7차)	09/21
11	학교 탐구	07/06	25	자기소개서 첨삭 확인 및 수정(8차)	10/12
12	발표 안내	07/06	26	서류 완성+면접 실전 연습(1차)	10/19
13	발표 준비	07/13	27	서류 완성+면접 실전 연습(2차)	10/26
14	발표	07/13	28	서류 완성+면접 실전 연습(3차)	11/02

이 자료는 인터넷에서 검색한 것으로, 2014년도 자료다. 날짜만 다를 뿐 교육내용은 비슷하다.

한번은 학교에 과학동아리를 만들겠다고 선생님께 말씀드렸다고 했다. 그러고서 아이들을 하나씩 꼬시기 시작한다. 동아리를 운영하려면 최소 세 명 이상의 아이들이 필요하다고 했다. 동아리 이름부터 활동 목적과 취지, 1년간 활동할 대략적인 계획서까지 제출해야 한다. 최종 승인이 되면 동아리가 만들어지고, 동아리 회장을 맡으면서 자연스럽게 팀의 리더로서 활동하게 된다.

과학동아리는 함께 과학영화를 보고 영화 속에 숨겨진 과학을 찾아 토론하며 좀 더 깊이 있게 분석하고 지식을 공유하는 목적의 동아리다. 동아리 멤버들은 함께 영화 보는 것은 신나서 기꺼이 참여한다. 토론하고 분석하는 재미없는 후속 작업에는 참여율이 떨어졌다. 자발적이 아니라 꾀임을 당한 친구들이라 열정이 없었다. 재미없는 작업에는 빠지기 일쑤였고, 개인에게 할당된 숙제도 제대로 해오지 않았다. 대부분의 숙제는 아들과 의지가 있는 소수의 몫이었다. 아들은 말 안 듣는 동아리원들에게 화를 내기도 하고 먹을 것으로 유인하기도 했다. 동아리의 리더라 해도 손에 쥔 채찍은 효과가 없어서 주로 말로 구슬리고 달래며 참여를 유도했다. 하지만 아이들은 잘 따라와 주지 않아 속을 많이 태웠다. 옆에서 보기에 많이 안쓰러웠다. 짜증도 내고 속상해하고 힘들어했다. 분명 약속했는데 바람 맞기 일쑤였다.

나 엄마가 치킨 쏠게~! 우리 집에서 숙제하자고 해봐!

내가 할 수 있는 말은 이런 것밖에 없었다.

아들은 리더로서의 고충을 느끼고 초심이 흔들리기도 했다. 일주일에 한 번씩 셀카에서 자소서를 업데이트하며 고충을 견뎌냈다. 자소서에 써먹을 만한 그럴듯한 활동을 해야 했고, 자신만의 특장점을 찾으려고 노력했다.

자소서를 쓰면서 가장 늦게 채운 항목은 '인성' 부분이었다. 본인의 인성을 배려, 나눔, 협력, 타인 존중, 규칙준수 등으로 구분해서 기술해야 하는 부분을 가장 어려워했다. 어른인 내게 써보라고 해도 쉽지 않은 부분이었다. 일화를 들어가며 스스로를 평가하고 은근한 자랑을 해야 한다. 글자 수도 제한적이다. 무한정 길게 쓸 수도 없다. 내게도 질문을 여러 번 했다.

아들 엄마, 나는 어떤 게 장점이지?

아들 배려와 나눔이 뭐가 다르지, 엄마?

요구하는 수준이 꽤 높았다.

매주 자소서를 업데이트한다. 업데이트를 해가면 선생님이 빨간 펜으로 추가할 부분, 빼도 되는 부분과 관련하여 더 줄여라, 내용을 추가해라 등의 코멘트를 해서 주신다. 이해가 안 가는 곳은는 물음표로 표시되고, 그곳은 다시 작성해야 한다. 그런 과정이 매주 있었다. 논리적으로 앞뒤 맥락에 맞게 작성을 유도했고, 주어진 질문에 명확한 답변이 작성되도록 가이드를 해주었다. 설득력 있는 문장력과 압축력, 하고 싶은 말을 효율적이고 간결하게 전달하는 능력이 많이 요구되었다. 논리적인 글쓰기의 핵심이기도 하다.

지나고 보니 그 점이 매우 좋았다. 문장을 직접 써 주는 게 아니라 미흡한 부분을 지적하면 아이 스스로 다시 작성해가는 형태였다. 어떤 단어를 쓸지, 어떤 문장으로 구성할지는 아들 스스로 고민해야 했다.

매주 자소서는 업데이트되었고, 서류 접수를 위해 완성될 즈음엔 자소서가 통째로 외워질 정도였다. 그 정도로 읽고 고치고, 다시 읽고 수정하고의 반복이었다. 처음 3,200자가 넘었던 글은 학교에서 요구하는 수준인 2,000자 이내로 완성되었다. 글을 좀 써봤다는 나조차도 아들의 자소서는 건들지 않았다. 내가 쓰는 자유 글쓰기와 학교에서 합격의 당락을 결정짓는 형태의 글은 다를 수 있기 때문이다. 전문가의 경험과 식견을 믿었고 의심하지 않았다. 그게 통했던 걸까? 아들은 서류심사에 무난히 합격했다.

이제 면접을 준비할 시간이다. 짧은 가을이 저물고 있었다.

06

두근두근 면접

    셀카를 함께 다니는 학생 중에 상산고를 지원하는 아이가 한 명 더 있다. 다른 학교와 달리 상산고 입시일정이 가장 빨라 제일 먼저 서류심사가 끝났고 면접을 준비해야 한다. 셀카 선생님들도 그런 사정을 잘 알고 있어서 두 명의 학생만 우선적으로 면접교육을 시켜주기로 했다. 1차 합격자를 발표한 후 일주일도 채 되지 않은 날짜에 면접이 잡혔다. 방과 후에 모든 일정을 취소하고 면접대비 수업에만 집중한다.

    아들은 1차 합격통지를 받고 무척 기뻐했지만 그도 잠시, 면접을 준비하면서 많이 날카로워졌다. 하루는 너무 풀이 죽어있어서 물어보면 리허설을 할 때 제대로 답을 못해서 우울하단다. 그룹면접과 일대일 면접을 번갈아 가며 하고, 다양한 문제에 대해 생각할 시간도 없이 질문이 들어온단다.

아들 우리 셀카 선생님이 평소엔 잘 웃고 완전 좋은 선생님인데, 면접 들어가면 완전 돌변해. 진짜 무서워. 그런 모습 처음이야.

실전처럼 면접을 하는데, 압박면접을 주로 하는 것 같았다. 질문도 어려운데다 쫙 쪼아가며 분위기를 조성하고, 답변을 못하면 차갑게 대응하거나 무섭게 돌변하는 모양이었다. 그런 면접을 하고 오면 풀이 죽어있고, 스트레스를 받아 말수가 줄었다. 또 어떤 날은 아는 문제가 나와 답을 만족스럽게 했는지 표정이 좋았다. 칭찬이라도 들었는지 싱글벙글했다. 선생님들이 노련하셨던 것 같다. 한 번은 확 기를 죽여 힘을 내게 하고, 한 번은 칭찬하며 자신감을 불어넣어 준다.

지금까지 경험하지 못한 분위기에 긴장을 많이 했고, 그럴수록 더 간절히 합격을 원했다. 지금껏 살면서 숱한 시험을 경험했지만 지금처럼 긴장한 아들을 본 적이 없었다. 학교 시험은 물론이고, 수학경시대회를 보러 가서도 당사자인 아들은 무덤덤했다. 오히려 아들을 바라보는 우리 부부가 두근두근 떨렸었다. 그런데 이번엔 아들도 긴장을 한다.

어서 빨리 이 시간이 지났으면 싶었다. 하루하루가 살얼음판을 걷는 기분이었다. 아들의 표정에 따라 흐림과 맑음이 집안의 분위기를 장악했다. 그 짧은 일주일의 우리 집 날씨는 예측불가였다. 아들 눈치를 봐야 했고, 무엇보다 스트레스 받는 아들을 보는 게 너무 안타깝고 속상했다.

면접일이 다가오고, 시험 전날 영어학원 원장 선생님이 전화를 하셨다.

선생님 이번에 주연이가 열심히 했어요. 꼭 합격했으면 좋겠어요.

나 주연이가 시험 볼 때 원래 안 떨거든요. 근데 이번엔 긴장이 많이 되나 봐요. 이런 모습 처음 봐요.

선생님 수업하는데 저도 여러 번 들어가서 봤는데, 주연이가 잘해요. 다른 친구는 아는 문제가 나오면 자신 있게 대답하는데, 모르는 문제가 나오면 평정심을 잃고 무너지거든요. 근데 주연이는 모르는 문제가 나와도 당황하지 않고 침착하게 답변을 해요. 정답이 아니어도 평정심을 유지하는 게 중요한데 그 부분을 잘하더라고요. 주연이가 아는 문제인지, 모르는 문제인지 잘 모를 정도로 임기응변에 강한 거 같아요. 진짜 잘 됐으면 좋겠어요.

으레 하는 전화인지 어쩐지는 모르겠지만 참 감사했다. 나도, 아들도 처음 겪는 일에 잔뜩 긴장하고 있었는데 이렇게 따뜻한 전화 한 통이 위로가 되었다. 임기응변에 강한 건 아빠를 닮았다. 나는 긴장하면 머릿속이 하얘지고 어버버 말이 꼬이는데, 우리 집 남자들은 어떻게 그런 능력이 생긴 걸까 부러웠다.

드디어 면접 당일, 긴장과 함께 해가 밝았다.

07

면접 D-day

남편은 휴가를 낼 수 없어 나와 아들만 전주행 기차에 올랐다. 11시 50분까지 입실이어서 점심식사가 애매했다. 음식점을 찾아 방황하기엔 시간이 빠듯했고 탈이라도 나면 어쩌나 싶었다. 점심은 익숙한 것으로 가볍게 먹기로 하고 도시락을 준비했다. 야채볶음밥과 볶음김치, 물, 약간의 과일, 커피까지 적당한 양으로 배부르지 않게 준비한다. 도시락 준비를 위해 출근하는 날보다 더 일찍 일어났다. 휴일에 일찍 일어나는 일은 어쩐지 억울하지만 이날은 긴장이 되어 일찍 눈이 떠졌다.

기차표가 없어 한 번 환승을 해야 한다. 한 번은 입석이고, 한 번은 좌석이다. 아들은 준비한 자료를 보고 음악을 들으며 마음을 다스리는 것 같았다. 나는 그 옆에서 책을 읽다가 졸다가 인터넷을 하다가 했다. 두 시간 넘게 달린 기차는 전주역에 도착했고, 학교까지 택시를 탔다.

넓은 운동장 한쪽 귀퉁이에서 가져온 도시락을 펼친다. 점심을 먹고 나니 벌써 시간이 훌쩍 흘러있다. 시간이 가까워질수록 아들은 과묵해졌다. 머릿속으로 뭔가 정리하는 것 같았다. 아들에게 말 걸기가 부담스러웠다. 정리된 내용이 흐트러지지는 않을까 말을 아꼈다. 말없이 등을 쓸어주고, 머리를 쓰다듬어주었다.

11시 40분쯤 면접대기실로 올려보냈다. 긴장한 게 분명한 얼굴로 아들이 들어간다. 16년을 지켜봤지만, 저렇게 긴장한 모습은 처음이다. 들어가는 뒷모습이 짠하니 시렸다. 크지 않은 등이 외롭고 고독해보였다. 두 어깨에 무거운 짐이 내려앉아 있다. 아들의 등을 계속 바라보고 있는데, 야속하게도 한 번을 돌아보지 않고 묵묵히 앞만 보고 간다.

내가 할 수 있는 일이 하나도 없다. 그저 부처님, 하느님 평소에는 찾지 않던 분들에게 마음속으로 기도를 드린다. 어느새 저렇게 커서 자신의 일을 스스로 책임지는 독립된 존재가 되었나. 이젠 내 도움이 필요하지 않은 나이가 되었네. 그런 생각에 콧날이 시큰하고 눈가가 뿌예졌다. 조금 더 어린아이로 있어도 좋을 텐데, 흐르는 시간이 아쉽고 안타까웠다. 앞으로 이런 시험무대가 더 많이 기다리고 있을 텐데, 마음이 쓰리고 아프다.

기다리는 동안 책을 읽고, 산책을 하고, 커피도 한잔 마셨다. 뭘 해도 집중이 되지 않았다. 시간이 나무늘보다. 아이들은 빠르면 2시 반부터 나온다고 했다. 랜덤으로 뽑은 순번에 따라 끝나는 대로 바로바로 아이들이 나온다. 아들의 순번을 알 수 없어 부모들은 출입구에 2시 반부터 대기하고 있다. 언제 나오려나 목이 빠지게 기다린다. 마지막 순서가 그룹면접인지 한 번에 우르르 나오곤 했다. 아들은 4시 가까워서야 얼굴이 보였다. 상기된 얼굴이지만 표정이 밝았다.

아들 엄마, 대박. 대박이었어. 하나도 안 무섭고 완전 분위기 좋았어. 학원 쌤이 얘기한 거랑 완전 달라. 어떻게 된 거지? 기분이 좀 이상해. 엄마, 잠깐 나 선생님께 전화 좀 드리고.

물어볼 말이 많은데 제 할 말만 하고 휴대폰을 꺼낸다. 선생님도 기다리고 계셨는지 한참을 통화한다. 아들에게 물어보고 싶은 말을 옆에서 통화 내용을 들으며 대부분 해소한다.

아들 선생님, 제가요~ 하나 실수한 거 같아요. 면접관님들이 인상도 좋고 되게 친절하셔서 제가 물어보지도 않은 말을 막 했거든요. 불필요한 말까지 덧붙인 거 같아서 그게 좀 걱정돼요.

아들 질문하는 거에는 한 개 제대로 답을 못했어요. 그거 말고는 괜찮았던 거 같아요.

아들 토론할 때요, 찬성과 반대로 나눠서 하는데, 제가 선택한 데가 사람이 많았어요. 그래서 발언기회가 적어서 그것도 좀 걸려요.

아들 처음 물어본 거요? 그거 되게 쉬운 거였어요. 수학문제 하나 주고 3분인가 주면서 풀라고 했거든요. 생각보다 쉬웠어요. 선생님도 금방 푸실 걸요.

제대로 답을 못한 문제에 대해 선생님의 의견을 묻는다. 한 문제 정도 놓친 거면 괜찮은 거냐고도 물었다. 생각보다 분위기가 좋아서 믿기지 않는 표정이었다. 그렇게 한참을 면접에 대해 이야기한다. 같이 간 친구는 같은 조가 아니어서 대기실에서 잠깐 얼굴만 봤다고 했다. 아들보다 뒤에 있어서 아직 안 끝났단다. 두 명 모두 합격해서 같이 다니면 참 좋겠다.

그렇게 큰 산 하나를 넘었다. 앞으로 넘어야 할 산은 많이 남았지만, 하나씩 하나씩 성실히 넘다 보면 가고 싶은 목표지점에 도착해 있겠지. 앞으로 이런 큰 시험을 또 겪어야 할 텐데 좋은 경험이 됐으리라 믿는다. 고생 많이 한 아들한테 좋아하는 고기 먹고 가자 했더니, 별 생각이 없단다. 배가 안 고프단다. 여전히 흥분이 가라앉지 않은, 그러나 긴장이 풀린 느긋한 마음으로 한참을 얘기하다 보니 몇 정거장을 그냥 걸었다. 다리가 아파오기 시작했다. 아빠와도 통화를 끝내고 후련한 마음으로 택시를 잡아 기차역으로 향한다.

이제 주사위는 던져졌다. 좋은 결과만 나오면 된다.

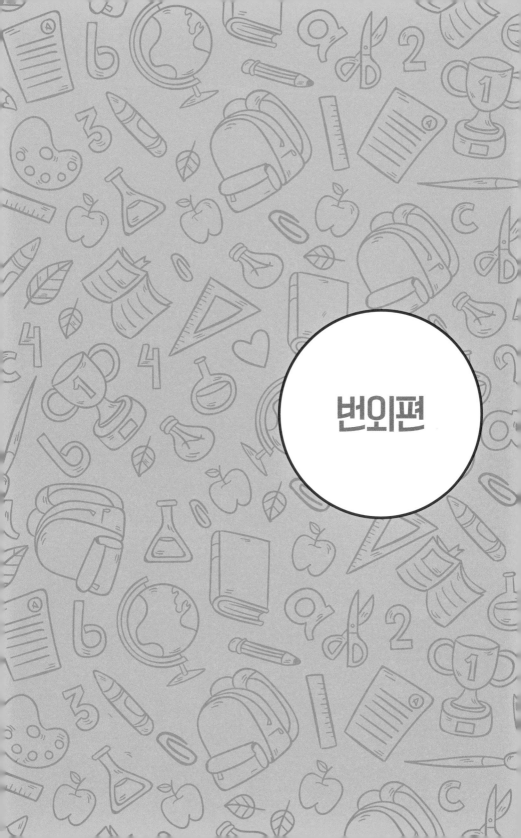

번외편

01

공개수업 후기

3주 만에 전주에 왔다. 학교 공개수업일이다.

1교시 8시 10분이 한국사 수업이다. 유명강사 설민석보다 더 재미있게 가르친다는 아들의 말에 급관심이 생긴데다 담임선생님이기도 해서 '이건 꼭 들어야해~!' 하는 마음이 생겼다. 수원에 사는 엄마 중 한 명이 차를 가져간다기에 합승하기로 했다.

> **아들** 새벽 4시? 대박! 엄마 괜찮겠어요? 크크. 엄마 파이팅!

아침잠이 많아 걱정이지만, 아들의 응원에 힘을 내기로 한다. 알람을 맞추고 전날 저녁 일찍 잠자리에 들었으나 잠이 오지 않는다. 아들을 본다는 기쁜 마음과 못 일어나면 어쩌지 하는 불안함에 자는 둥 마는 둥 잠을 설쳤다. 다행히 새벽 4시 기상. 5시에 수원 현우 엄마를 만났다. 물론 초면이다.

어색하면서도 점차 자연스러운 대화로 2시간 넘게 달렸다. 새까맣던 어둠이 사라지고, 행복한 해가 떠오른다.

두근두근. 1교시 수업 시작. 5분 늦었다.

오늘의 주제는 '고대 불교', 원효대사와 의상대사가 주인공이다. 해골 물 해프닝으로 유명한 원효 스님의 개인사와 업적을 귀에 쏙쏙 들어오게 설명하신다. 설명을 더 쉽게 하려고 동화구연 하듯이, 졸라맨 그림체까지 동원하여 맛깔나게 표현한다. 아이들은 물론 참관한 부모까지 웃으며 경청했다. 듣던 대로 설민석보다 더 재미나게 가르친다. 인정~! 새벽에 일어난 보람이 있다.

손가락에 끼워 조용히 수업보조를 맞추고 있는 색색의 분필과 독특한 서체의 판서가 눈길을 끌었다. 많이 써본 자연스러운 솜씨다. 유명한 스타강사, 딱 그 느낌이다. 이래서 인기 있구나. 선생님들 중에서도 인기 선생님 상위에 랭크되어있다.

아이들의 수업 몰입도는 최고다. 선생님들도 수업할 맛이 날듯하다. 학생들의 반응이 좋고, 모두 자발적으로 참여하는 모습이 이상적인 수업의 형태를 보는 것 같다. 영화에서나 볼 듯한 장면이다. 아이들 반응이 배우들의 연기처럼 보이지는 않았다. 연출된 장면이 아니란 얘기다. 그래서 더 좋았다.

1교시가 끝나고 대입 설명회를 듣고 엄마들끼리 커피숍에 모였다. 이른 아침인데도 열댓 명의 엄마들이 얼굴을 마주보고 있다. 아들에 대한 애정과 학교생활, 기숙사 궁금증을 두서없이 쏟아낸다. 같은 학교, 같은 반이라는 공통관심사는 뺄쭘함과 어색함을 몰아낸다.

엄마들끼리 점심을 함께 먹고, 일부는 떠나고 일부는 오후수업을 참관한다. 함께 이동하면서 대화 구성원은 계속 바뀌었지만, 주제는 한결같았다. 아들과 학교생활. 서로 모르는 정보를 공유하기도 하고, 아들들의 재미있는 일화를 들려주기도 한다.

"애들이 방에서 음식을 못 먹잖아요? 치킨을 시켜 먹은 애가 있대요, 글쎄."

"맞아요. 치킨 한번 시키려면 여러 명이 팀을 이뤄서 007작전을 펼친다네요. 한 명은 치킨 받아오고, 한 명은 복도와 방 여기저기에 페브리즈 뿌리고, 한 명은 이불로 천막을 치고, 한 명은 바닥에 종이 깔고, 페브리즈 뿌려가며 망 봐가며 한 조각씩 먹는대요. 하하. 상상하니까 귀엽기도 한데 안쓰럽기도 하고 그렇더라고요."

"저도 그 얘기 듣고 엄청 웃었어요. 지들끼리 먹을 것도 잘 챙겨먹고 재밌게 지내는 거 같아서 좋아요."

엄마들의 재미있는 입담에 시간 가는 줄 모르고 한참을 빠져든다. 아들과는 통화가 잘 안 되서 모르는 내용이 많다. 다른 집 아들은 시시콜콜 엄마한테 얘기하나 보다.

수학수업 참관을 마지막으로 8교시가 끝났다. 수학은 작은 체구의, 그러나 깡이 있어 보이는 여자 선생님이었는데 역시 아들이 좋아하는 선생님이었다. 수업이 아니라 재미난 대화를 엿듣는 느낌이라 인상 깊었다.

훌륭하고 좋은 선생님들이라 안심되고 든든하면서도 정신 바짝 차리지 않으면 못 쫓아가겠구나 하는 생각이 들었다. 모든 학생이 대단해보였고 어깨에 내려진 무게가 보이는 것 같았다. 힘든 공부와의 싸움이 이제 시작이라 생각하니 짠하기도 했다. 삼 년의 긴 길목에 막 들어선 아이들이 정신력 건강하게 모두 좋은 결과로 졸업할 수 있기를 빌었다. 진심으로.

저녁 먹고 헤어져 우리 부부만 기차역에 간다. 떨어지지 않는 발걸음을 떼어내며 자꾸자꾸 뒤돌아본다.

아들, 5월 연휴에 보자. 중간고사 파이팅!

02

100일 글쓰기 성공

100일 글쓰기 시즌 2를 하고 있다. 작년에 처음으로 도전해서 성공하고, 올해 두 번째 도전 중이다. 그런데 생각해보니 이전에도 100일 동안 하루도 빠지지 않고 글을 쓴 적이 있었다. '체리북(http://www.ncherry.com/)'이다. 검색 사이트에서 '체리북'이라고 치면 쉽게 검색이 된다. 오랜만에 접속해보니 지금도 운영되고 있다. 체리북은 100일 동안 빠지지 않고 글을 쓰면, 본인이 쓴 100일치 글을 모아 책으로 만들어주는데, 성공한 사람에 한해 공짜로 제작해준다. 내 기록을 살펴보니 2011년 8월부터 11월까지 100일간 성공해서 책으로 받았다.

도전기간 중에 추석 연휴가 끼어있어서 위험한 순간이 있었지만, 끝내 성공했다. 성공의 기쁨이 물론 컸지만, 아들에게 책 선물을 줄 수 있어서 더 좋았다. 세상에 단 한 권 뿐인 책이니까 의미 있었다. 호기심 많은 아들의 눈을 피해 계속 안 들키고 있다가 거짓말처럼 100일째 날에 들켰다. 100일 동안 썼다는 사실이 놀랍고 제 딴엔 감동이었나 보다. 아들의 반응이 좋았다.

> **아들** 우와~ 엄마 진짜 대단하다!

매일매일 그날의 미션을 채우기 위해 다양한 시도를 했다. 일기를 쓰듯이 썼고, 인터넷에 떠도는 짧은 유머를 붙여 넣기도 했다. 아들에게 하고픈 말을 편지처럼 쓰기도 했고, 미니 육아일기처럼 아들의 에피소드를 옮기기도 했다. 노래가사를 가져오기도 했다. B5 정도 되려나. 일반 책보다 사이즈가 작아 긴 글을 쓰지는 못했다. 짧게 줄여 쓰는 능력이 필요하기도 했다.

좋은 경험이었다. 100일치를 다시 읽어보니 재미있는 부분도, 손발이 오그라드는 부분도 있었다. 6년 전 글이라 고칠 부분이 많이 보인다. 최준영 작가님이 강조하신 얘기 중에 '묵혔다 써라'가 떠오른다.

그중에 몇 편을 소개해볼까 한다. 짧은 글이라 글쓰기 연습의 무대로 삼아도 좋을 듯하다. 짧게 쓰는 능력을 향상시키고, 매일 일정 분량의 글 쓰는 습관을 들이는 데 효과적이다.

2011-09-15
35번째 이야기

오늘은 추석연휴 이후 첫 등교하는 날.
평소에는 먼저 일어나서 엄마를 깨우는데,
오늘은 엄마가 깨워도 늑장을 부린다.

오늘 소심한 복수를 해주었다.
평소에 엄마 깨울 때 하는 방식을 고대로
써먹었다. 근데, 기분이 별로 안 나쁘단다.
난 약간의 짜증이 일고 기분이 나쁜데…
"제발 날 좀 내버려 둬!" 하는 기분이었는데,
뭐야. 왜 기분이 안 나쁜 거야?

"엄마는 내가 깨워도 늦게 일어나니까
나도 늦게~늦게~ 일어나야지."
오히려 더 늑장이다. 분명 깨어 있으면서.

젠장. 나 진 거 같애.

2011-09-18
38번째 이야기

주연이가 뜬금없이 말한다.
"사소한 걸로 기분 좋았던 적이 있었다. 엄마."
"아빠도 한번 들어보세요!"

"그게 뭐였는데?"
"응, 03031423 이거 있잖아요."
"이게 내가 태어난 날과 시간이었다는 거요."

"아~~~ 그거" ^_^

엄마, 아빠가 자신을 사랑한다는 마음이
느껴졌나 보다. 사소한 것에까지도… ㅎㅎ

잘~ 찾아보면 더 있을 거야.
또 어디 있을까? ㅎㅎㅎ

2011-09-22
42번째 이야기
육아일기가…
점점 내 일기가 되어가는 느낌이다.ㅠㅠ

오늘은 일찍 퇴근하려고 했는데…
벌써 저녁 8시다.

아침저녁으로 기온이 많이 내려갔다.
오늘 아침에 주연이가 내게 부탁한 말.
"엄마! 이번 주에 긴팔 옷 좀 꺼내야겠어요.
장롱에 옷이 반팔뿐이어서 한참을
뒤적여야 해요."
"지금은… 아니지? 오늘 저녁에 해줄게."
"지금은 말구요. 오늘도 아니고, 주말에
해주셔도 돼요! ^_^" 한다.

오케이, 접수 완료!!!
벌써 한 해가 끝을 향해 치닫고 있다.

2011-10-04
54번째 이야기

〈오늘도 유머 한 조각〉

한국인이 미국 베스킨라빈스에 갔다.
'엄마는 외계인'이 너무 먹고 싶어서
종업원에게 말했다.

종업원: May I help you?
한국인: Yes. My mother is 에일리언.
종업원: Oh, Really??!!

미국 가선 뭐라고 해야 될까?

2011-10-19
69번째 이야기

얼마 전에 갖고 싶다던 '타이타닉' 프라모델.
너무 비싸서 아빠가 집안일을 한 대가로
돈을 줄 테니 그 돈을 모아서 사라고 했다.

지금 막 전화가 왔는데
어제와 오늘에 걸쳐서 집안일을 했던
리스트를 불러준다.
식탁 정리, 신발 정리, 소파정리, 화장실 정
리,
거실 걸레질, 책꽂이 정리 등등등…
비슷비슷하지만 매번 누군가가 해야 하는
정리들… 숨 가쁘게 불러준다.

그래서 얼마얼마를 지금까지 벌었노라고
얘기해준다.

진짜 엄청 갖고 싶은 모양이다.

2011-11-06
87번째 이야기

추적추적 비 내리는 일요일이다.
비 오는 날은 영락없이 방콕, 방굴러데쉬를
해야 한다. 산책도, 자전거 타기도 물 건너갔다.
산에 오를 때만 진지한 고민이고 하산하면
그걸로 새까맣게 잊어버린다.
운동해야 하는데… 쩝.
주연이도 운동시켜야 하는데… 우짜쓰까나.

오늘은 오전에 함께 수학문제를 풀었다.
입이 조금 튀어나와 억지로 시작했지만,
엄마랑 함께 풀면서 조금 나아진 것 같다.

지금은 남자 둘이 침대에 나란히 누워서
〈낢 이야기〉를 보는 모양이다.
뭐가 그리 재밌는지, loading 중에 규칙도
만들었다. 뽀뽀하는 규칙. 아놔~!
나는 은근슬쩍 와이파이를 켜놓는다.
뭐하는 짓이얌. 눈꼴 사나워서. 흥.

03

1학년 학부모 모임

2017년 4월 학교공개수업일에 1학년 같은 반 엄마들과 처음 인사를 나눴다. 모두 낯선 얼굴이지만 엄마라는 공통점은 허물없이 금방 친해지는 계기가 되었다. 학교에서 하는 행사 말고 엄마들끼리 한번 따로 모이자는 의견이 나왔는데 오늘이 그날이다.

정오에 학교 앞 한 뷔페식당에서 모이기로 했다. 아침 일찍부터 부지런히 움직여 11시 못 돼서 전주에 도착한다. 한 시간가량 시간이 남아 아들을 볼까 했는데, 오늘 봉사활동 동아리로 멘티를 만나는 날이란다. 멘토가 되어 후배의 수학공부에 도움을 주는 활동이라고 했다. 아들은 봉사활동이 끝난 후에나 합류하기로 하고, 갈 곳을 잃은 우리는 커피숍에 들어갔다.

남편은 아들을 기다리고, 나는 시간 맞춰 반 모임에 간다. 벌써 도착한 엄마들이 많았다. 처음 보는 엄마보다 낯익은 얼굴이 더 많다. 두 번째로 보니 반가 웠다. 주로 대화를 이끄는 엄마는 아들 이름도 기억이 나는데, 말수가 적은 엄마는 '누구 엄마였더라?' 기억이 가물가물하다. 나도 말을 하기보다 듣는 쪽이니 날 보면서도 '누구 엄마더라?' 했을 테다.

공개수업일과 마찬가지로 대화주제는 크게 다르지 않다. 다만 이번엔 중간고사 시험결과가 나와서 어떤 아이가 잘한다더라, 누가 백점 맞았다더라 하는 우수 학생에 대한 얘기가 추가되었다. 각자 아들의 입을 통해 들은 정보고 좋은 점수를 받은 아이의 엄마는 오늘 모임에 안 온 것 같다. 누구 성적이 좋더라는 소문만 공유되고 진위여부는 확인되지 않은 채, 소문은 기정사실화된다. 엄친아들 사이에서 프리미엄 엄친아로의 등극이다.

성적이 민감할 수도 있는데 그런 분위기는 아니고, 서로 자기 아들의 부족한 과목에 대한 얘기가 많다. 마치 예전 학창시절 친구들끼리 시험공부의 양을 속여 가며 엄살 피우던 때와 비슷한 분위기다.

"나, 어제 시험공부 하나도 못 했어. 9시부터 잔 거 있지?"

"나 어제 드라마 보느라 망했어. 보지 말았어야 했는데."

이런 엄살을 피워놓고 높은 점수를 받는 애들의 허무맹랑과 겸손을 가장한 뻔한 거짓말 같은 거 말이다. 주연이의 성적은 중상위권 정도로 우리 부부는 만족한다. 잘하는 아이들 틈에서 그 정도 위치면 훌륭하다고 생각한다. 자연스럽게 겸손의 대열에 합류한다.

성적 얘기가 한참 이어지고 기숙사 에피소드(주로 몰래 먹는 치킨이며 피자, 과자 무용담), 각자의 아들에게 들었을 재미난 친구와의 일화가 주를 이룬다. 주연이 입을 통해선 들을 수 없는 세세한 정보라 새롭게 듣는다. 엄마들의 재밌는 입담은 지루할 틈이 없다.

돌아서면 배고픈 성장기 아이들이라 먹는 즐거움을 빼놓을 수 없다. 정해진 식사시간과 짧은 쉬는 시간에 후다닥 다녀오는 매점이 입안에 뭔가를 넣을 수 있는 시간이다. 식당과 매점을 제외하고는 먹을 장소도 제한되어있다. 기숙사방에서 뭔가를 먹다 걸리면 벌점이다. 벌점이 15점이면 퇴실이라는 규정이 있다.

하고 싶은 일에는 방법이 보인다고 했던가. 어떤 엄마는 과자를 택배로 보내줬다고 했다. 택배상자는 자연스럽게 기숙사방으로 들어갈 수 있다. 과자를 일일이 뜯어서 증거물(과자봉지)이 남지 않게 제거한다. 과자만 모아 손바닥만 한 지퍼백에 싸서 보내준다고 했다. 오~ 좋은 아이디어 득템. 써먹어봐야겠다.

짧게 느껴지는 세 시간이 휙 지나있었다.

아들을 만나러 좀 일찍 일어섰다. 남편과 아들이 기다리는 곳에 간다. 다시 한 달 만에 보는 아들이다.

04

아들을 인터뷰하다

우리 집에는 남자 1호, 남자 2호가 산다.

남자 1호는 성격이 매우 급하다. 뭔가 해결할 과제가 생기면 최대한 빨리 끝내고 잊어버리려는 경향이 있다. 판단이 빠르고 결단력이 있다. 추진력과 실행력이 장점인 반면, 뭐든 빨리 처리하기 때문에 꼼꼼하지 못하고 마무리가 완벽하지 못하다는 단점이 있다. 매사에 자신의 생각을 관철시키려 하고 고집을 부리는 경우가 많다.

기특하게도 돈을 벌어오고 집안일을 자주 도와준다. 요즘은 일을 하며 공부도 병행하느라 힘들지만 열심히 사는 모습이 보기 좋다. 담배와 라면을 즐겨먹고 과자를 좋아한다. 몸에 안 좋은 것들을 사랑하는 경향이 있다.

남자 2호는 성격이 느긋하다. 남자 1호에 비해 친절하고 상대 마음을 헤아릴 줄 알며 타인에 대한 배려심이 있다. 좀 덜렁대는 습관이 있어 물건을 종종 잃어버린다. 챙겨야 할 물건을 제때 못 챙겨 몸이 고생하는 경우가 있다.

남자 1호와는 달리 조곤조곤 설득하면 말을 잘 듣는 편이다. 직업은 학생이고 밥 먹고 돌아서면서 다시 냉장고를 뒤지는 신기함을 보여주며 소소한 재미를 준다. 어수선한 방은 기본이고 약속시간을 항상 상기시켜 줘야 하며, A에서 Z까지 챙겨줘야 하는 경향이 있다. 잔소리를 자동 플레이하게 만들지만 뭔가를 계속해주고 싶게 한다.

처음 인터뷰 대상으로 남자 1호를 선택했으나 글이 재미없어질 우려가 있고 거절의 가능성이 농후했다.

남편 돈 주는 거야?

가족 할인이 된다 해도 인터뷰를 위해 돈을 지불할 생각은 없다. 거절이다. 차선으로 남자 2호에게 조심스럽게 인터뷰 요청을 했고 생각보다 쉽게 승낙을 받았다.

질문지를 뽑을 차례다. 익히 알고 있는 대상을 인터뷰하려니 고민이다. 첫 인터뷰. 질문의 내용에 따라 글의 편차가 클 것 같아 부담이 많이 되었다. '처음'이라는 단어는 언제나 설렘과 시행착오를 동시에 갖고 있다. 어색함과 쑥스러움을 뒤로하고 시작하기로 한다.

엄마와 아들이 아니라 인터뷰이와 인터뷰어로의 만남이다.

약간 늘어진 느낌의 편안한 흰색 면티를 입고, 역시 편안해보이는 추리닝을 입고 식탁 앞에 털썩 마주 앉는다. 안경을 착용했고, 크지 않은 얼굴과 약간 통통하지만 둔해 보이지 않는 체형, 귀여운 남학생이다. 앳된 얼굴이지만 변성기를 맞은 목소리는 검은색 수염이 자라도 어색하지 않을 모습이다.

▌"저 공부 잘 못해요." …첫 질문부터 당황

수원에 있는 A중학교 3학년에 재학 중인 허 군. 가족은 부모님과 셋이고, 아파트에 거주한다. 아침 8시 기상을 시작으로, 학교 정규수업을 마치고 5시쯤 귀가해서 씻고 먹을 걸 좀 챙겨 먹고 학원에 간다. 학원에서 일과를 마치고 저녁 10시 30분쯤 집에 도착한다. 집에 와서 자기 전까지가 하루 중에 가장 행복한 시간이란다.

취미는 휴대폰 게임이다. 최근에 '클래시 오브 클랜'이라고 TV광고까지 하는 게임에 빠졌다고 한다. 취침 전까지 두어 시간 게임을 하거나 애니메이션을 본다. 요즘 일본 애니에 빠져서 하나씩 하나씩 섭렵 중이다. 일본 애니에 대해 추천을 요구했지만 '비밀'이라고 한다. '비밀'이라는 게 이상한 애니를 보는 것 같지는 않고, 길게 말하기 귀찮은 투다.

> **나** 공부를 잘한다고 들었는데, 자신만의 특별한 비법이 있나요?

> **아들** 잘못 들으셨습니다. 공부 잘 못해요. 성적 별로 안 높아요. (질문자 당황) 공부 별로 안 합니다. 게임과 일본 애니를 좋아하고 즐깁니다.

공부를 잘하는 것에는 동의하지 않았다. 게임과 일본 애니를 즐기지만 수학은 특기라고 답할 정도로 자신감을 비췄다.

> **아들** 엄밀히 말하면, 수학을 좋아한다기보다 재미있는 문제 푸는 걸 좋아합니다.

어떤 문제가 재미있냐는 질문에 부스럭부스럭 초콜릿을 까먹으며, "승부욕을 불러일으키고, 풀고 나면 성취가 느껴지는 문제를 좋아합니다."라고 덧붙인다. 과제집착력이 있어 보였고 그 특성이 승부욕을 자극하는가 보다.

아들 문제를 이해만 하면 대부분 풀 수 있어요. 문제에 모르는 기호가 있으면 못 푸는 거지만 오래 생각하면 대부분 다 풀려요.

진지한 대답이었다.

고등학교 진학을 앞두고 진로에도 신경을 많이 쓰고 있었다. 아직 구체적인 건 없지만 '농-생명공학자'가 되고 싶다고 한다. 농생명공학은 생명공학의 한 부류인데 앞에 '농'자가 붙은 걸 보면 농사나 작물과 관련이 있다.

아들 어렸을 때 어머니랑 함께 한 게임이 있었는데, '패밀리팜'이라고 사이버상에서 농사를 하는 게임이었어요. 그때부터 식물이나 농사에 관심이 생겼던 거 같습니다.

온라인 말고 실제로도 식물을 키워본 적이 있는데, 그중 기억나는 건 단풍나무다. 수목원에서 단풍나무 씨앗을 얻어와 화분에 심은 적이 있었는데 한 뼘 정도까지 자랐다. 꽤 더딘 시간이었지만 나무가 자란다는 게 신기했다. 아쉽지만 그 이후에 관리를 소홀히 해서 죽어버렸다.

아들 딱히 농부가 되고 싶은 건 아니고 농사를 짓고 싶은 것도 아니에요. 식물유전자 분야, 생명공학이 정확한 표현이죠. 구체적인 그림을 그려본다면 농부를 생각하면 노랗고 초록색이고 황금빛 물결, 이런 걸 생각할 수 있는데, 농생명공학자를 생각하면 새하얀 가운에 연구실에서 뭔가 새로운 걸 개발하는 그림이 그려져요. 엄밀히 말해 농사와 직접 관련이 있지는 않아요.
식물이나 달팽이도 키워봤는데, 음… 식물보단 생명에 관심이 있는 거 같네요. 생명공학에도 수많은 분야가 있는데 예를 들면 우주선에 쓰이는 생명유지장치를 만들 때도 생명공학 기술이 쓰입니다. 제가 배우고 싶은 건 식물유전자 변형, 그런 쪽이죠. 폭이 넓어요. 아는 것도 많이 없고 하나하나 배워 가야 하는 부분이라 아직은 저도 잘 모르겠어요.

농생명공학, 낯선 단어여서 이해하려고 한참을 시도하지만 워낙 관심 없는 분야라 막연하게 그림만 그린 정도로 마무리했다. 학생 자신도 아직은 머릿속에서 되고 싶은 이미지가 계속 변하는 느낌을 받았다. 스스로 답변을 하면서 정리해 가는 느낌이었다. 다만, 큰 방향은 세운 것 같고 시간을 들여 구체적으로 알아가면서 정해도 될 것 같다.

옛날과는 학교가 많이 바뀌었다. 방송매체나 신문 기사로 접하는 학교폭력, 왕따가 궁금했다. 학교라는 현장에서 직접 부딪치는 1인으로 어떤 생각을 하고 있는지 물었다.

아들 요즘 정부에서 활동을 많이 하더라고요. 캠페인도 벌이고, 선생님들도 TV 에 나와서 자주 말씀도 하시는데 잘 모르겠어요. 솔직히 관심은 없는데 잘하고 있는 거 같아요. 우리 학교에도 왕따가 있기는 한데 그냥 무시하는 수준이에요. 욕도 잘 안 하고. 친구가 많고 적고의 차이인 거 같아요. 심각하게 생각하지 않아요. 수원이 깡촌이라 애들이 순박해요.

'깡촌'이란 표현이 재미있었다. 생각보다 심한 건 아닌 거 같아 마음이 놓이면서도 '자체 필터'로 걸러진 표현인가 의구심도 들었다. 좀 더 구체적인 이야기를 기대했지만 이 주제에 대해 더는 할 말이 없어 보였다.

좋아하는 유형을 묻는 질문에는 열심히 사는 사람을 좋아한다고 한다.

아들 친구들은 다들 노는데 형들 보면은 공부도 열심히 하고 미래에 대한 꿈도 확실하고 학자금 대출, 이런 어려운 문제를 두고 고민하는 게 신기하고 멋져 보입니다. 존경하는 사람은 아인슈타인이요. 아인슈타인은 천재죠. 말도 안 되는 천재라서 존경합니다.

학자금 대출? 중고생이 이런 고민을 하나? 처음 듣는 낯선 이야기였다. 반면에 싫어하는 스타일은,

아들 나태해서 자기 할 일을 하지 않고 남에게 의존하면서도 오만한 사람을 싫어합니다. 그런 사람 10대에는 생각보다 많아요. 물론 40대에도 많을지 모르지만 없길 바라야죠.

오히려 잘난 척하는 사람은 싫어하지 않는단다. 자신감이 충만한 게 나쁘게 보이지 않는다고 했다.

▌16년 인생, 가장 행복했던 기억 세 가지

16년을 살면서 가장 힘들었던 건 언제인지 물었다.

아들 힘들었던 거는 별로 없어요. 어릴 때 만화책에서 '자신의 인생에서 가장 즐거웠던 순간은 아직 오지 않았고, 가장 고통스러웠던 순간도 아직 없었다'라고 말하는 70대 할아버지를 본 적이 있어요. 물론 힘들었던 때가 있었겠죠. 그 당시엔 힘들었다고 생각할 수 있지만 지나고 보면 다 쓸데없는 걱정, 그런 게 많죠. 하찮게 느껴지는 거죠.

게임과 애니 다음으로 좋아하는 게 책이라고 한다. 인상 깊었던 문장을 들려줄 정도로 책에 대한 애정이 남달라 보였다.

지금까지 살면서 좋았던 기억을 물었다.

아들 여섯 살 때의 기억인데 졸려서 초저녁부터 잤더니 너무 배가 고파 새벽에 깼어요. 새벽 4시에 엄마가 떠먹여 주던 카레라이스가 정말 맛있었어요. 되게 좋은 기억으로 평생 갈 기억 중 하나인 거 같아요.

'행복'이란 다소 추상적인 질문에는 행복하다고 느꼈던 순간이 세 번 정도 있었다고 한다.

아들 한 번은 아까 얘기한 새벽 4시에 카레 먹었던 일로 가족이 있어서 행복하다고 느꼈고요. 또 한 번은 여행을 갔는데 감기에 걸려서 저 혼자 숙소에 있었고 부모님은 마트에 가신 적이 있었어요. 침대에 누워서 노래를 듣고 있었고, 침대 옆 창문에서 시원한 바람이 불어왔어요. 그때 참 행복하다고 느꼈어요. 마지막 세 번째는 최근에 학원 끝나고 집에 오는 길이었어요. 자전거를 타고 오고 있었는데 그때도 시원한 바람이 불었어요. 제 자신이 열심히 사는 사람인 거 같아서 행복했습니다.

앞으로의 포부나 하고 싶은 걸 물었는데 무턱대고 '세계 정복'이란다. 앞뒤 설명 없이 "그냥 세계 정복이요" 한다. 3차 세계대전이냐 물었더니 범죄자는 아니란다. 뽑아놓은 질문 리스트는 끝이 보였고, 30여 분의 짧은 인터뷰인데도 대답의 질이 떨어지고 있었다. 이제 인터뷰를 끝내야 할 시간인가 보다. 마지막으로 지금 제일 하고 싶은걸 물었더니 "침대에 누워서 헤드폰을 끼고 노래를 듣고 싶습니다" 한다.

마음은 좀 더 대화하고 싶었는데, 시간이 벌써 밤 12시를 향하고 있었다. 좀 미안한 생각이 들어 하루 중 가장 행복한 시간을 즐기도록 놔주었다.

인터뷰를 끝내고 나니 좀 아쉬웠다. 묻고 싶은 이야기는 많았는데, 아들의 인내심은 한계가 있었다. 이성친구에 대해 물어볼 걸 제일 많이 후회됐다. 역시 인터뷰는 준비를 많이 해야겠구나 하는 생각도 했다. 인터뷰는 특별한 경험이었다.

05

아들의 생각을 상상하다

글감이 떨어져 사진에서 힌트를 얻을 수 있을까싶어 컴퓨터에 저장된 사진들을 훑어본다. 아장아장 걸음마 시절부터 중학교 졸업사진까지 잊고 있던 아들의 모습이 있었다. 몇 개 안 되는 동영상도 함께 감상한다. 어릴 때는 마냥 귀여웠고 개구쟁이였다. 한때 통통했던 초등학생 때는 자아가 생겨 말을 안 듣던 시기도 살짝 있었고, 사춘기인가 싶을 정도로 감정기복이 심한 시기도 있었다. 사진은 대체로 즐거운 상황에서 찍힌 게 많아 웃음을 자아낸다. 옆에 있던 남편에게도 함께 보자고 권한다. 우리는 "저럴 때가 있었지", "맞아, 기억 난다" 한참을 추억에 잠겨 행복했다.

아들은 자기 이야기 쓰는 걸 싫어한다. 엄밀히 따지면, 불특정 다수에게 자신이 공개되는 게 싫다고 했다. 자기 사진 올리는 것도 안 좋아해서, 자아가 형성되던 시절엔 카메라를 피해 다녔다. 피하지 못하면 얼굴을 찡그리거나 얼굴에 뭔가를 갖다 대며 최선을 다해 저항했다. 엄마에게 찍히면 어딘가에 또 공개된다고 생각을 했는지도 모르겠다.

연예인이나 공인으로 대중들 앞에 서야 하는 사람들이 있다. 언론의 폐해일 수도 있는데, 그들 각자는 캐릭터화되어 특정한 이미지가 입혀진다. 착한 사람, 예의 바른 사람, 이기적인 사람, 정의로운 사람, 버럭 하는 사람, 공처가, 애처가, 바람둥이, 비판적인 사람, 이상한 사람 등 그 사람을 대변할 수 있는 개성 있는 특징이다. 어떤 사람이든 단순할 수가 없을 텐데, 언론에 노출된 사람은 공통적으로 한 가지의 상(像)이 떠오른다.

특정한 한 가지 캐릭터로만 이미지가 굳어지면 행동에 제약을 받는다. '착한' 사람은 계속 착해야 한다. 휴지를 함부로 버려도 안 되고, 매니저를 함부로 대해도 구설수에 오른다. 말이나 행동 하나가 '착함'에서 어긋나면 지탄을 받는다. 언론이나 다수의 사람들이 제멋대로 캐릭터를 정형화해놓고 그대로 따르지 않는다고 비난하는 상황이다. 100% 매사에 착할 순 없다. 90% 이상의 상황에서 상대를 배려하고 선행을 행했다면 착한 사람에 가까운 것이다.

상황에 따라 평소 자신의 모습과는 다른 행동을 할 수 있다. 나쁘게도, 이기적이게도 변할 수 있다. 어쩔 수 없는 상황이었다고 자신에게는 너그러운 잣대를, 매스컴에 노출된 타인에게는 엄하게 들이대고 있는 것이다. '내가 하면 로맨스, 남이 하면 불륜'이란 말이 괜히 있는 게 아니다.

아들은 그런 경직된 이미지가 생길까 봐 우려하는게 아닐까. 자신은 엄마가 쓰는 글 속에 잘난 주인공처럼 살지 않는다. 욕도 할 줄 알고, 게임도 엄청 좋아하고, 가족과 친구에게 짜증을 낼 때도 있다. 어쩌면 어른이 하지 말라는 청개구리짓도 하는 평범한 청소년에 불과할 수 있다. 완벽하고 모범적인 엄친아라는 예쁜 포장지를 씌우는 걸 원하지 않는 것 같다.

또 한편으로는 모든 글과 영상은 오류의 가능성을 갖고 있다. 독자와 시청자의 해석에 따라 다르게 이해되기도 한다. 글도, 영상도 하나의 주제를 두고 일

관된 콘셉트에 맞게 각색을 하기도 하고, 독자를 설득하기 위해 편집하기도 한다. 거짓말은 아니지만, 사실과는 다르게 예쁘게 꾸며지기도 한다. 주인공이 실제로는 그렇게 살지 않는 게 드러나면 실망스럽다. 실망을 주지 않기 위해서는 들키지 않거나 간극을 줄여야 한다. 간극이 클수록 혼란도 커진다.

　어릴 적 사진을 보다가 내가 아들이라면 어떤 심정일까, 자신의 이야기를 글로 쓰는 게 왜 싫을까 하는 질문에서 출발해 내 안에서 혼자 고민한 결과다. 아들의 생각을 상상하며 쓴 글이다. 아들이 주인공으로 나오긴 하지만, 내가 경험한 에피소드를 글로 옮긴 것이다. 내 느낌과 감정을 표현한 것이니 엄밀히 말해 아들이 따질 이유는 없다. 근데 이상하게 아들 눈치를 보게 된다.

06

착각

아들이 훌쩍 커버렸다. 첫 걸음을 떼고 뛰어다니던 게 엊그제 같은데, '엄마', '아빠' 발음을 하며 짧은 문장을 말하던 아이가 가까운 기억 속에 있는데 벌써 고등학생이다. 지나고 보니 찰나 같은 시간인데 십수 년이 지나 있다.

나는 운이 좋았다. 아이가 세 살까지는 친정엄마가, 그 이후부터는 시어머니의 도움을 받아 아이를 키웠다. 도움을 넘어 회사에 다니는 나를 대신해 두 어머니가 육아를 책임져 주셨다. 아이 여럿을 길러본 베테랑들의 손에서 공짜로 아이를 키운 셈이다. 주말에만 엄마 노릇을 하는 나를 아이는 다행히 잘 따랐다. 에너지가 많긴 했지만 아이도 순한 편이었다. 산만하고 짜증이 잦고 말을 안 듣는 아이였다면 아무리 외할머니, 친할머니라도 힘드셨을 텐데 주연이는 순한 손자였다. 양가 어머니들은 몸은 피곤하지만 말 잘 듣는 손자를 키우는 일을 행복하고 즐거운 일로 여기셨다.

지나간 기억을 잘 까먹는 편이다. 감정을 크게 흔들 만큼의 사건이나 충격이 아닌 이상 기억에 오래 남지 못한다. 평소에 뭔가를 끄적이는 이유는 그날의 기억을 오래 간직하고 싶어서다. 기억에서 사라질 순간을 기록으로 남겨 두고두고 추억하고 싶어서다. 건망증이 심한 것은 장단점이 있는데 나쁜 기억이 생각 안 나는 대신 좋은 기억도 사라진다는 점이다.

　아이가 어릴 때는 몸이 힘들었다. 늘 졸립고 피곤했고 항상 바빴다. 일하고 집에 오면 아이를 케어하고 집안일도 해야 했다. 주말이면 에너자이저 아들을 데리고 가까운 곳이라도 나들이를 가야 했다. 아이와 함께 하는 순간은 행복이지만 긴장과 피로도 함께 왔다. 높은 데나 위험한 곳에라도 갈라치면 말려야 한다. 항상 그림자처럼 따라다니며 아이의 안전을 감시해야 한다. 그런 것들이 피로를 유발했고 집에 돌아오면 언제나 녹초가 되곤 한다. 그런 기억을 다 잊고 있었다.

　아들에 대한 기억은 육아일기에 쓴 어록과 재미있는 일화의 단편적인 기억들이다. 좋은 기억, 행복한 기억 일색이다. 힘들고 피곤했던 더 많은 일상은 기억나지 않는다. 이렇게 작정하고 구체적인 피로를 생각해내면 어렴풋이 기억나는 정도다.

　힘든 기억은 불러오지 않고 좋은 기억만 반복적으로 회상하며 행복해한다. 그런 회상은 나를 종종 착각하게 한다. 아이를 키우는 일이 다시 주어진다 해도 잘할 것 같은 근거 없는 자신감이다. 아이의 뒤를 쫓아다니며 안전을 책임지지 않아도 되는, 지금은 편안해진 내 몸이 그런 착각을 하게 한다.

　아이와 친구처럼 지내며 키울 자신, 마음껏 사랑할 자신이 넘친다. 품에 안으면 따뜻해지는, 한 팔에 쏙 안기는 조그만 아이를 안고 서로 장난치는 모습을 상상한다. 작은 머릿속이 궁금해 사소하고 다소 황당한 질문을 하곤 했던 일상을 떠올린다. 왜곡된 기억은 오히려 예전보다 아이를 더 잘 키울 것 같은 착각을 하게 한다.

아이가 잘 자라는 데에는 여러 가지 복합적인 요소가 필요하다. 순하고 똘똘한 아이와 사랑으로 길러줄 신뢰의 양육자, 편안한 환경의 집안 분위기 등 여러 가지 것들이 조화롭게 섞여야 좋은 결과를 가져온다. 복합적인 것들이 골고루 갖춰졌을 때 좋은 인성을 가진 아이로 자랄 수 있다.

사실 그런 좋은 타이밍과 조건이라면 어느 미숙한 부모라도 육아가 어렵지 않을 수 있다. 오래전 어느 연예인의 유명한 수상소감처럼 다 차려진 밥상에 숟가락 하나만 얹어 맛있게 먹기만 하면 되는, 쉽게 완성되는 결과일지도 모르겠다.

[에필로그]

드디어 100일째. 불량엄마, 우량아들을 마치며

이번 100일은 유난히 길었다. 하루하루 연명하듯 글감을 짜냈다. 80여 일부터는 메인주제보다 일기나 리뷰가 자주 등장했다. 한 시즌의 100일을 경험해본 터라 호기심이 생기지 않았다. 시즌 1에 비해 긴장감이 떨어졌다.

긴장과 열정은 정비례 관계가 있는 걸까. 열정의 온도도 식어 완성도 100%가 아닌 채로 글을 올리기도 했다. 퇴고를 덜한 채 올린 글이 몇 개 있다. 찜찜하긴 한데 나중에 묵혔다 수정하는 걸로 미룬다. 그럼에도 불구하고 100개의 결과물은 뿌듯하다. 글의 완성도를 차치하고라도 어깨가 으쓱해진다.

아이의 성장일기는 사적인 영역이다. 팔불출처럼 자식자랑만 주구장창 한 꼴이어서 손발이 오그라들고 부끄럽다. 그간 의리로, 예의상 읽어주시고 댓글 달아주신 여러 도전자님들께 이 면을 빌어 깊은 감사를 드린다.

끝을 맺고 나니 후련하다. 쓰담쓰담… 내 스스로에게 셀프 칭찬을 남기며 마지막 미션을 클리어한다.

함께 도전하신 분들을 응원합니다!